文化精神医学の贈物

文化精神医学の贈物

RIN HSIEN
林　憲
著

台湾から日本へ

海鳴社

はじめに

五〇年は歴史のひとくぎりである。台湾は日本に統治されて五〇年を経過し、戦後中華民国となってからすでに五〇年以上が経っている。一九九五年六月に台湾大学医学院が「台湾大学医院百周年記念大会」を催した。台湾医学校・台北医学専門学校・台北帝国大学医学部と発展した戦前の学校の卒業生とそのゆかりの大勢のひとびとも参加して、会は盛大にとり行われた。日本医学五〇年と、戦後の台湾医学五〇年のいずれもが、その時代にふさわしい大発展を遂げた、その合わせた一〇〇年ということの意義は大きかった。

一九四五年、筆者は医学部一年の学生だったので、戦前と戦後を結ぶ節目にいたわけで、そのために百周年記念大会では日本と台湾とを結びつける翻訳と文書作成の役目の一端を担った。台湾の近代医学と医療の発展の一〇〇年間を合わせて筋立てることで、まことに喜ばしいことであったし、また祝賀に参列した人たちすべてが感激に満ち溢れていた。

ご多分にもれず精神医学と精神医療は医学全体の発展の中で遅れをとる。戦前の精神医学も実質的には十年ばかりの道のりしかなかった。戦後の精神医学はアメリカ精神医学に習って力動精神医学が中心となり、メンタルヘルスの振興に力を注いだ。台湾大学精神科は一九四六年以降比較文化精神医学を研究の主題とし、疫学的領域で貢献した。筆者も社会文化精神医学研究に主力をおいた。今日いずれの国でも生物精神医学を目指しているが、われわれはあくまで精神医学は生物・心理・社会・行動科学・倫理の総合領域であると考えている。

本書は「文化精神医学の贈り物」という題で、台湾における長年にわたる文化精神医学の研究の概要を述べるとともに精神医学の発展の歴史経過を記す。自伝を書いたつもりではないが、筆者が斯界の研究者たちと協力してかかわった研究の流れを主として述べるので、日本と台湾の比較が本書の中心になった。

精神医学の専門用語は近来とみに変化が多い。各国において使われている熟語もそれぞれ異なっている。それゆえ、本書で使われる専門用語の英語あるいは台湾で使用されている中国語を必要に応じて括弧内に記した。中国文字の発音の仕方もひらがなやローマ字で表示した。そうすることで比較文化の意味合いも深められると思う。

第一章　社会文化変容と精神疾患

Ⅰ　患者像と診断文字遊び

現代医学の診断名には外国文字を多く混在させている。日本の精神障害診断名の中に外来語をカタカナ音訳や意訳などをして使用しているし、また、われわれが用いる中国文字診断名の中には、欧米文字の音訳・意訳や日本文字そのものの転用がなされたものが少なくない。戦後台湾では今まで国語であった日本語が外国語になり、今まで外国語であった中国語が自国語となるというカルチャーショック以上の深刻な混乱を経験した。なまかじりのドイツ語を捨てて、グローバルに使用されている英語を習う必要に迫られた。台湾にはそれ以外に十数種の、福建語、客家語以外の先住民言語があり、そのうえに戦後大陸から無数の方言が流入した。通訳つきの診察もしばしば行われ、疎通のために筆談がよく使用された。

それに「精神科」という名称が嫌われた。「精神病」や「神経病」というのはもともと悪口をいうときに使う言葉であり、「痴漢」に対して叫び声をあげるときも「神経病」と大声を出すのである。「神経科」と聞くと皆が笑った。戒厳令下で、病院の当直室に臨検にやってきた十人ばかりの警官たちも、「ここは精神科です」というと「おお神経病！」と皆が大爆笑した。普段でも病院の他科のスタッフも「精神科」を笑いの対象にしていた。中学の同窓会では友人たちに「おかしい人が精神科医になるのではないのか？」とか「精神病は伝染しないのか？」などと真顔で聞かれた。しかし「精神科」や「精神病」に代わる適切な言葉はなかなか見つからなかったのである。

戦後台湾大学医院に「精神神経科」を復活させた。しばらくして科名が「神経精神科」に変更された。「精神」の文字を少しでもかくそうという気持の表われであろう。精神科の開業医は看板に「脳神経科」や「脳神経精神科」をかかげて精神病のニュアンスをかくそうとした。ある開業医は「○○心理衛生科」と標榜した。精神医学会のスタッフの一部があるとき「精神病」を「精神症」に改名するよう提案した。理由は「症」が「病」より軽症の印象を与えるということである。この主張は受け入れられずに没にされた。神経症は初めは日本に倣って「精神神経症」であった。そのような診断書は、休暇をとる際にも出国証明を申請するときにも重宝がられた。なぜならこの病気は神経にも精神にも病気があり、重症であると解釈されたからである。それでわれわれは戦前中国大陸で使用されていた「精神官能症」を正式診断名に採用した。「ノイローゼ」を流行語にするわけにはいかなかったのは、英語のニューローシスを中国語に音訳すると「牛肉糸」となってしまうからである。やがて一九六〇年代のある学会で精神官能症を「心理症」に改名したいという提案がなされた。心理治療を習得した者の一グループの発案である。学会の理事と監事九名の投票では、五票対四票で「精神官能症」に決着がついた。精神官能症は現在も使われており、事実上、「精神」と「官能」の病気を表わしていて、「心身症」と区別することがむずかしい。そのうち、九州大学の池見酉次郎氏の教室で学んだものが「心身症」でなく「身心症」とするのが正しいと主張し出した。

最近では、次のような問題に直面している。われわれは一九八四年に池見酉次郎氏らが発足させたアジア心身医学会（ACPM）(1)のメンバーとして積極的に参加し、その第五回と第十回大会を台北で主宰した。心身医学については、書籍・叢書・雑誌などを通して長らくプロモーションを図ってきたが、いっこうに台湾心身医学会は創設されない。それよりも心身症の文字そのものが一般に台湾では了解されにくいといってよいであろう。

このような状況下に、一九九八年の「家庭暴力防治法」や「性侵害犯罪加害人心身治療及輔導教育辦法」などの新法律が次々と制定された。法文の中で使用されている心身治療または身心治療という言葉は、ひとつには精神薬物と心理治療の組み合わせという意味があり、ふたつには精神科治療と心理士によるカウンセリングの組み合わせの意味もあって、決して心身医学概念を指しているのではない。すなわち精神医学会のメンバーのうち、この方面で活躍している人たちの中には心身医学そのものの存在を否定する人もいるようである。ちなみに台湾には心療内科は存在しない。もともと疾患名や科名にまつわるスティグマに取りつかれて、多くの人が新しい用語を提案するのであるが、文字遊びになってしまい、今のところそれぞれの主張に終始する傾向が強い。

たとえば筆者が関係している地方のある総合病院の精神科に現在三名の医師が勤務し、外来診察室にはそれぞれ精神科・身心科と児童心智科の三つの違った札を掛けているが、精神科をかかげる診察室に来訪する患者が目に見えて減少している。

また最近になって、痴呆症は聞こえが悪いから「失智症」と変更するものが出てきた。ことに精神科から分科した神経医学会のメンバーの多くが「失智症」を支持し、学術用語上の混乱をきたしている。そこでついに妥協策として、神経科では「失智症（痴呆症）」、精神医学会では「痴呆症（失智症）」と括弧をつけて記載するという約束ができて、ことがおさまった。

「精神」と「心理」を学術上特に区別する必要はない(2)、という説には賛成である。ところが台湾では精神保健を「心理衛生」と呼称し、精神療法は「心理治療」と呼ぶことになっている。心理衛生協会は戦前に大陸で発足し、台湾に渡って復会した。心理という名の通り、心理学者が中心となって協会が運営されてきた。一九九〇年に「精神衛生法」が施行されたときも、心理学者側からの反論があって、「心理衛生法」と名づけるべきであるということで大会議が催された。最後には政府が「精神衛生法」を採用したが、臨床心理学界の権益問題もからまり、事態は複雑をきわめた。

ヒステリーはカタカナ文字による音訳であるが、戦後われわれも中国語で音訳された「歇斯得里」を使うことにした。これには一時「癔病」という文字も伝わってきたが、この「癔」は「意」の病気というが、意味が不明であることから採用にならなかった。中国文字遊びは際限なく続きそうである。

戦後、一九五二年の精神疾患診断・統計マニュアル第一版（DSM-I）がわれわれの診断基準の再構成の拠所となった。ブレインレスと批判されたが、リアクションタイプのこの診断系統は力動精神医学にぴったりの診断体系であった。われわれの患者にとくに多い身体化症状、たとえば頭痛・めまいを主症状とするケースにＤＳＭ-Ｉの精神生理反応（psychophysiological reaction）の診断が多く用いられた。戦後の人口激変時代にもっとも多く発生したのは急性不安神経症とこの精神生理反応であって、長年の外来患者中の二二％が不安神経症で、二五％が精神生理反応であった(3)。その後、精神生理障害（psychophysiological disorder）が慣用された。

大量移民の流入が起こったあとの五、六年目、すなわち一九五五年頃から外来に妄想患者が増えはじめた。関係妄想と被害妄想と極度の不安を主軸とする精神病のカテゴリーであるので、統合失調症と区分して妄想反応（**paranoid reaction**）、次いで妄想状態（**paranoid state**）などの診断名を使ったが、診断書や精神鑑定書には妄想性精神病を用い、病状説明の明確性を期した。そのうち妄想型統合失調症も確かに増加し、これと妄想状態との鑑別がケース・カンファランスの主題になることが多くなった。妄想内容にコミュニストやスパイが頻繁に出現した。

一九八〇年代、「衛生署」の委託をうけて「心理衛生叢書」の編集出版を受け持ったときは、精神官能症に対する一般社会人の理解が行き届かないことを察して、小冊子の中に焦慮症（不安神経症）・憂鬱症（憂うつ症）・強迫症・畏懼《いく》症（恐怖症）・慮病症（心気症）および歇期得里症（ヒステリー）などを病型の大項目として取り上げ、これらの呼び名を普及させた。全二〇冊の叢書の中のこの六冊だけでも数十万冊が印刷され、全国各地のクリニックで人気を呼んだ。診断基準に関しては、台湾ではこの十年来ＷＨＯ第十回改正国際疾病分類（ICD-10）の中国語訳が用いられており、ＤＳＭ-Ⅳは研究用としてきたが、最近ではＤＳＭを使用する大学や病院が増え、アメリカ化が着々と進んでいる。われわれが苦心を重ねた台湾精神医学会における診断名称と診断基準であった。

ＤＳＭ-Ⅲ以降今まで機能性精神疾患すなわち非病因性（nonpathogenic）診断に属するとされたカテゴリーを障害（disorders）と呼称することが決められた。精神病の呼び名もその使用範囲がせばめられ、できるだけその排除に努めるようになった。国際的にも精神病概念に対して、否定的な意見が多くなりつつある。そのために精神鑑定における刑事責任能力の有無、判定の診断基準に大きな蔭りが射している。しかしＤＳＭ-ⅣにもＩＣＤ-10にも統合失調症（schizophrenia）の名称は明記されている。

二〇〇二年、第十二回世界精神医学会（WPA）横浜大会中に分裂病を統合失調症に変更する宣言を聞いた。日本にも長年同じような漢字病名への忌諱《きい》があったからであろう。その後専門書や雑誌などからいっせいに分裂病の文字が消えたのもたいしたものである。事実、荒廃・遺伝病・不治の病いという疾病概念が付随した過去の分裂病は消えうせてすでに見られないし、ボーダーラインのケースが増えている。それゆえ、今度の病名の変更はスティグマの解消のためということと、状況に応じた操作的診断という意味もあるのではないかと思われる。

Ⅱ　精神症状の変容

所変われば品変わる、そして時移ればまた品変わる。急速な歴史文化の変化にもまれてひとびとの性格も行動パターンもそれにつれて変化するようである。一般社会人の変化は個人の異常行動にも反映していて、それゆえ、精神症状のパターンを縦断的に見ていくと、そこにも一定の形の変化が起こっていることがわかる。病気の発生頻度のみならず、症状全般の文化間差異や時代的推移を検証することも文化精神医学の研究である。興味深いことは、距離をへだてた直接接触のない地域の集団それぞれに、現代文化の変化に伴って従来と異なる新しい一様の行動が、ほとんど自然発生的にみられることである。

たとえば薬物乱用が若者の間にいっせいに流行したとき、互いに接触や影響力があったとは思われないのに同一問題が各国各地で発生している。いいかえると、現代化という変化を起こす素があって、それが次から次へとつけ火していくようなものである。薬物の密輸・密売だけが乱用の原因ではなさそうである。このことを次に述べる統合失調症の亜型の変容の例で説明しよう。

統合失調症をはじめとする精神病罹患率は、一般に社会文化の影響を受けがたいとされてきた。比較精神医学研究でもこのことが証明された。しかし長期間病態を観察して治療

表1 台湾大学附設医院精神科の入院統合失調症の病型変化(1949-92)

統合失調症	1949〜54		1967〜68		1979〜81		1990〜92	
単純型	2(数)	0.8(%)	4(数)	1.5(%)	2(数)	0.9(%)	1(数)	0.4(%)
破瓜型	71	27.8	64	24.1	50	22.6	41	16.7
緊張型	50	19.6	17	6.4	18	8.1	6	2.4
妄想型	76	29.8	105	39.5	69	31.2	115	46.7
鑑別不能・その他	56	22.0	76	28.6	82	37.1	83	33.7
合計	255	100.0	266	100.1	221	99.9	246	99.9
平均年齢	27.5±8.1		27.8±10.3		25.4±7.6		28.3±9.3	

P<0.0001

に従事してきた経験豊富な精神科医は、統合失調症やその他の疾患が変容していくことを知っている。ここに示すのは台湾大学精神科で入院治療を受けた統合失調症患者の四〇数年の間にみられた病型変化である。(表1)

一九四九年から一九九二年までを断続的に四期に分け、退院時の最終診断をもとに表を作成した。戦後まもない時期には統合失調症の亜型のうち、破瓜型が二七・八%、緊張型が一九・六%、妄想型が二九・八%、鑑別不能型が二二・〇%であり、この四型の間の差はあまりない。時間が経つにつれ、一九六〇年代に緊張型が六・四%に急減し、その後も減少を続けて一九九〇年ごろには二・四%になっている。破瓜型は年々緩徐な減少を示して一九九〇年頃には一六・七%に下降した。一方妄想型はそれに反して飛躍的に増加し、一九九〇年代には四六・七%すなわち約半数の統合失調症が妄想型と診断されるようになった。鑑別不能型には、各亜型症状が混在して分類不能なものやどの型の特徴も示さない軽症統合失調症のカテゴリーに入る病態を多く含むが、この項目は年を追って増加している。いいかえると統合失調症の原型が半世紀近くの間に、一方には妄想型化し、他方には境界例化をしたといえるのである。われわれ精神科医の上級スタッフはほとんど異動がなく、診断基準にも大きな相違がないことから、表１に示す亜型の変化についての信頼度は高いと思われる。また表中の一九九〇～九二年の患者の診断には、一九九二年に出版されたＩＣＤ-10の影響がまだ入っていなかったので、診断基準の変更による診断誤差はないと思われる。

このような統合失調症亜型の変化は、じつはアメリカで早くから観察されていて、アイオア大学のＪ・Ｒ・モリソン氏の報告(4)は非常に重要な文献である。彼は大学精神科を一九二〇年から一九六六年の四七年間に退院した統合失調症患者を分析し、そのデータには次のような変化が示されていた。すなわち緊張型は一九三〇年代にすでに減少を始めており、破瓜型は一九四〇年代初頭に減少し始め、一九五五年から一九六五年の十年間にこの両亜型はほとんど消失してしまったのである。単純型の診断も同時に消失した。

それに反して、妄想型は一九四〇年頃急増を見せ、これが四〇％台へ増加していき、鑑別不能型は一九六〇年代に急激に増えてすぐに亜型の半数以上を占めるようになった。このアメリカの例が示す亜型の変化のパターンは、われわれのケースのパターン変化とほぼ同一傾向にあるといえ、異なるところはアメリカ患者の変化の発生時期がわれわれのケースより三〇年早いという点である。

アイオア大学もわれわれと同じくヨーロッパ学派の狭い統合失調症診断基準を用いていたので、これらの亜型の変容は診断基準の違いによる影響は少ないと思われるし、また亜型の変化は向精神薬の使用や電撃療法の有無とも関係があるとは思えない。やはり前述のように、異なる地域でも自然発生的に共通に起こる人間行動パターンの変化があって、統合失調症の亜型の変化の上にもこのことが現れているのである。

III　カタトニー

破瓜型に示される衒奇・支離滅裂・人格荒廃などが統合失調症の中核症状とされ、緊張型は予後が比較的良好な異型と考えられてきた。この両型ともども臨床から姿が消え、欧米ではすでに存在せず、東洋地域では完全に消失したという報告はないが、少なくとも写真（1-a,1-b,1-c）のようなカタトニーの姿を臨床で見ることはほとんどなくなった。学生の実習にスライドを使ってカタレプシーや蝋屈症を見せるが、緊張型はまったく不思議な病

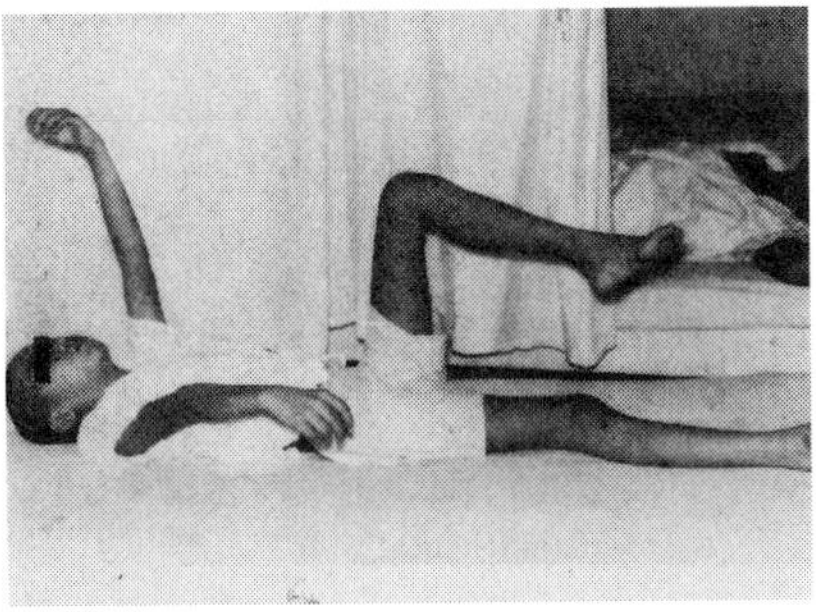

写真 1-a　14歳の男性が示す緊張病性昏迷状態(catatonic stupor)。周囲に対する反応がまったくなく、枕をはずしても頭は空中に停止している。(1960年撮影)

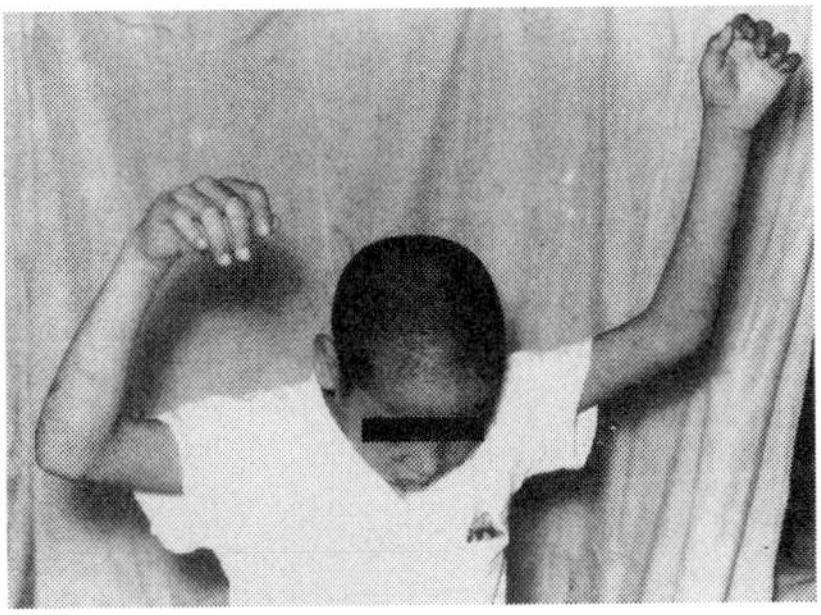

写真 1-b　典型的な僵直現象 (catalepsy)。全身反応なく、顔はマスク様で脂ぎってみえる。長時間またたきをしない。

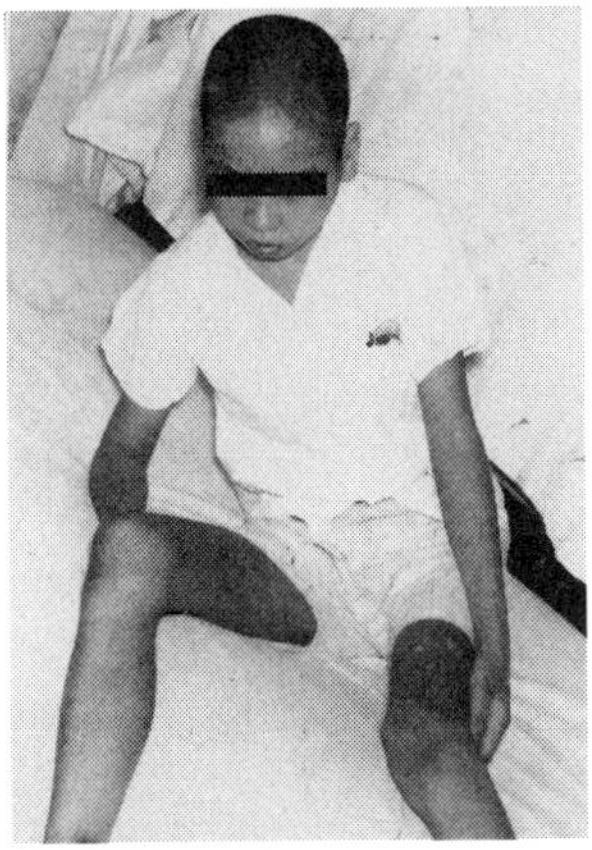

写真 1-c　どちらの方向から押しても、押された形で曲がる、そしてそのままの姿勢でいる、蝋屈現象(flexibilitas cerea)。

気といえる。生命活動機能は保持しているのに外界とは完全にシャッターを降ろして交流せず、自閉状態を続けて、それが数週から数カ月におよぶことが多い。

二〇世紀中葉までは、まだ封建的な社会体制が続き、ひとびとは権威社会の統制の檻の中に入れられた状態で、今日のようなマスコミや広い社会とのネットワークのない時代であった。個人の心はより素朴で内閉的であった。その時代に現れた自己防衛の表現方法のひとつがこの緊張型の症状であったに違いない。かつて刑務所で診察したり、精神鑑定で出会った拘禁性精神病の患者は多くが緊張病型の病像を示していた。昏迷状態が特徴でまったく意志の発動がみられない。一九六六年以後に進行したＷＨＯの国際統合失調症パイロット研究(5)のなかで、世界の九カ所の研究拠点から報告された統合失調症ケースのうち、インドのアグラから報告された患者に緊張型が最も多かったのは注目に値した。文献ではそれまではインドの統合失調症患者は攻撃性が乏しいということであった。インドのいわゆるカースト制度の中に閉じ込められた生活空間では、カタトニーが防衛機制として選択されることは想像に難くない。

ここでエピソードをひとつ記そう。アメリカ精神保健研究所（NIMH）の「文化と人格」研究室のＷ・コーディル氏はよく知られた日本文化研究者であるが、彼が日本に来てまもなく精神病院であるカタトニーの患者に会ったときの驚きを次のように述べている。

「中年の男性が板の間の部屋で正座をしたままで、終日微動だにしない。もちろん誰が話しかけても返事がない。そこへ教授が大勢の医局員を従えて病棟回診に彼の部屋を訪れた。不動の患者は教授が目の前を通り過ぎるのを見て、深深と頭を床におしつけておじぎをした。教授が去ると彼は元の姿勢にもどった。彼が一日の間、起こした動作はそれだけであった。これはまったく江戸時代の大名の参勤交代である。大名行列に遭遇して土下座する百姓の姿そのもので、何がなんでも権威に対する姿勢だけは忘れない。これを見ても日本文化は戦後急速に変化したというものの、底辺を流れる文化はすこしも変わっていない。」

もともと統合失調症の中核とされた破瓜病型が欧米で早くから姿を消したのはまったく奇異というしかない。破瓜型こそが統合失調症の中核であるとされてきたからである。比較文化研究者たちは破瓜型が東洋の患者の間に多く見られると指摘している。事実われわれの資料は破瓜型の加速的な減少を示しているが、やはり十五％くらいの破瓜型が残っている。日本の患者の資料中にも破瓜型が最も多い割合で示されている。東洋の仏教国では、黙想・瞑想など内閉的に傾き、破瓜型はそれと関連があるのではないかと考えられた。データの示す破瓜型の減少から推測すると、遅かれ早かれわれわれの臨床から消失していくであろうし、結局のところ、西欧に遅れること四〇〜五〇年にして同一の経過をたどるようである。

一九六五年アメリカNIMHでW・コーディル氏と共同研究していたとき、統合失調症家族の思考形式の研究をしていたL・ウィーン氏とも研究交流をしていた。ある日、彼が精神病院入院患者の大方は妄想型であると話したとき、筆者は破瓜型と妄想型は半々であると主張した。それを彼に強く否定されて弱ったが、今から考えると、われわれは変容の違った速度をたどる異なった社会の患者をそれぞれの念頭においていたのである。

日本の統合失調症患者の妄想型化の速度は台湾のケースよりも遅いようである。少なくとも一九六〇年代の患者を比較するかぎりでは、症状内容からも、亜型分類からも妄想は台湾人患者のほうが確かに多い(6)。長久な歴史を背景にもつ国民の患者のほうが、より多くの民族が相混じって近代において国を形成した国民の患者よりも外罰的でなく、妄想的でないといえるようである。

いいかえると、多数の移住民が押し寄せてきた社会では、われわれも経験したように、急速に妄想性障害が増加する傾向にあるといえる。二〇〇万人の巨大人口が戦後台湾になだれ込んだ後、患者が急速に妄想を形成していく経過をつぶさに観察したことから、アメリカ社会の発展と膨大な人口の流れの中で妄想化が促されたことは想像に難くない。妄想症状をもっとも多く呈したのは、移民群中の中年女性たちであったことも特筆される。

一九六〇年代から一九七〇年代にかけて、アメリカに渡った大勢の卒業生たち、いわゆる頭脳流出の若者達の中で適応に失敗して妄想型の精神障害で本国送還になったケースが次々と現れた。彼らは共通してアメリカ人の不親切に対する恨み、そして指導者や隣り近所のひとびと、同級生に対する怒りと猜疑心から、被害妄想などを系統的に発展させ、もっとも錯乱が激しくなったときに病院に護送され、そして直ちに送還措置を受けた。われわれは一〇〇人を下らぬこのようなケースを治療したが、ほとんどが妄想型統合失調症であった。ところが彼らは帰国後速やかに回復し、一般に良好な社会復帰を果たした。当時、数少ない日本人学生または卒業生でアメリカから本国送還になったケースは主にうつ病であったと記憶している。日本社会で破瓜型が完全になくなり、確かに統合失調症が妄想型ばかりだと認められるのは二一世紀のいつごろであろうかと思う。

表2　台湾大学附設医院精神科のヒステリー患者の減少状況

年度	1954〜60		1961〜67		1968〜74		1980〜85	
ヒステリー患者	数	%	数	%	数	%	数	%
男	326	3.49	150	2.36	139	1.82	54	0.65
女	378	9.68	304	7.45	419	6.33	205	3.06
合計	704	5.31	454	4.35	558	3.92	259	1.73
男女比	1:1.2		1:2.0		1:3.0		1:3.8	
精神科全体の初診患者数								
男	9,342		6,361		7,630		8,286	
女	3,905		4,079		6,617		6,696	
合計	13,247		10,440		14,247		14,982	

Ⅳ　ヒステリー

新種の感染症が次々と出現するのはまさに現代の驚異である。その反面かつて流行した病気が次々と姿を消していったのも驚きであった。一九六〇年代は進行麻痺が急速に減少し、もし発見できたら「学術免費床」に入院してもらい実習生に学ばせることにした。いつのまにか影を見せなくなったのはヒステリーである。その減少していく経過を表2に示す(7)。

台湾大学医院の精神科を訪れた患者でヒステリーと診断された患者の、一九五四年から一九八五年までの三二年間を四区分した期間内の対初診全患者の百分比を表で見ると、一九五四〜六〇年の五・三%から一九八〇年〜八五年の一・七%へと漸次減少していくのがわかる。男女比では、戦後しばらくは男性のヒステリーがかなり多かったことが示されている。一九八〇年代には女性ヒステリー患者が男性の約四倍になったが、これが平和時の男女比であろうかと思われる。昨今の外来診察ではヒステリーと診断される症例はほとんどない。人数ばかりでなく、症状の上でも緩徐な変化があったに違いない。

そこで表中の一九五四年から一九七四年までの前後二一年間のヒステリー患者の症状を比較分析した。年毎に明らかに減少していったヒステリー症状は、坐行失調、視力および視野障害、めまい、不眠、二次疾病利得、演技性表現、類精神病性障害、不安傾向、心気症傾向とそれに人格障害傾向であった。一方逐年増加していった症状は、筋肉けいれん、手足の脱力感、筋硬直、咽喉閉塞感、過呼吸発作、呼吸困難、失神発作、顔面紅潮、泣き笑い、ヒステリー性無関心などである。

この変化はヒステリー症状の変容の初期の様子を示すもので、ヒステリー大発作がまず減少し、身体化症状が増えていった。その後ヒステリーはどんな病像に変化していったのであろうか、たいへん興味深いことであるが、これに関する系統的な研究報告は見当たらない。欧米では早くからヒステリーの古典的症状は消失し、頭痛・背腰痛などに転換されていったというのが定説である。われわれのケースでも身体化症状がだんだんと目立ち、おそらく現今の身体表現性障害（somatoform disorders）へと変貌してきたと考えられる。また一部のヒステリー患者は情緒不安定性人格障害ないし、その亜型の境界型に含めたほうがよい場合もある。

ともかく、ヒステリーの時代は二〇世紀後半に終焉を迎えたのである。力動精神医学的に説明すれば、合理的な現代社会と発達した医学検査の実証の前に、ヒステリーの大発作症状で得られた疾病利得が、もはや得られなくなったために、ヒステリーは霧散してしまったといえる。文化結合症候群であるラターや各地で多く見られる憑依状態は、もともと原始ヒステリーと考えられたが、力動精神医学的に説明できない点が多く、ヒステリーと同格には取り扱えない(8)。

V 患者の低年齢化現象、その他

笠原嘉氏(9)の記載によると、軽症うつ病が欧米では一九五〇年代、日本では一九六〇年代に増加したという。笠原氏が台湾を訪れた一九六〇年代には、まだその傾向が見られなかったが、われわれの臨床に軽症うつ病が目に見えて増加したのは一九八〇年代に入った頃である。今まで頭痛症状が主症状であった神経症患者が急速に不眠を主訴とするようになった。一九八七年以降の台湾社会の民主化がこのような患者の症状変化にどう関連するかの説明はむずかしいが、確かに臨床での対応に変化が起きたのである。一九八九年には台湾でＳＳＲＩ（選択的セロトニン再取り込み阻害薬）が使用されはじめ(10)、その頃から若年層のうつ病患者が目につくようになった。メンタルヘルスのキャンペーンのなかに新抗うつ薬の広告が独占的地位を占めると、若年層の患者がより多くアクセスする機会が増えるであろう。

われわれの患者資料から、この低年齢化現象は明白である。一九五四年から一九七四年の二一年間に、外来初診患者の疾患別年齢推移を観察した結果(3)、躁うつ病、てんかん、および器質性精神病群を除くすべての精神病性および非精神病性疾患に年齢下降の現象が見られたのである。外来受診患者の数から直接、発生実数の推移を推測することはできないが、少なくとも低年齢化を示したのは軽症うつ病だけではない。

最近は軽症うつ病が若年層に増えていることが世界各地で報じられ、それが定説になりつつある。カナダのステアリング・カウンティ・スタディは疫学研究史上有名であるが、最近Ｊ・Ｍ・マーフィーらの報告(11)によると、その四〇年来観察中のうつ病の変化を見ると、全体的にはうつ病が増加したという証拠はなく、ただわりあい最近になって若い女性層にこの病気が集中的に発生しているという。これは、臨床的に中年層のうつ病が減少して、疾病分類上からも更年期うつ病が消失したことと軌を一にするのかもしれない。

精神症状の時々刻々の変容は、行動障害に反映された人の行動パターン変化の経緯を示すものである。そういうことから精神科の診療録はその日常の患者の行動と治療状況が記録されており、人間行動の叙述として重要な資料である。医師の面接記録だけでは患者と家族の日常行動の全貌はつかめない。どうしても看護師（護理師）・作業療法士（職能治療師）・ソーシャルワーカー（社会工作師）・臨床心理士（臨床心理師）の全員が医師と同じように診療録の記載をする、すなわち合同記載法を用いる必要がある。しかしそうすることによって精神科の入院診療録は分厚いものになってしまう。

一般に大病院は倉庫のスペースの問題で診療録の焼却をしたがる。精神科の診療録も人間の行動の豊富な歴史記録であるということを、病院管理者や診療録管理部は理解していない。経費の問題があり、マイクロフィルムに収めることもむずかしい。欧米諸国の精神病院は百年以上にわたって診療録が保存されているという話である。それにはある特定年代のある地域のひとびとの病状つまり異常行動のパターンが記されている。そういう文化・歴史記録なのである。保存された診療録は必ずや後年の人たちの客観的研究の基礎資料になるはずである。精神医学の歴史を語る上での大切な宝物であり、文化精神医学の豊富な研究材料となるはずである。そのような考えで、筆者は台湾大学精神科における戦前の診療録を保存するばかりでなく、戦後から一九七四年までの神経精神科の診療録六万冊を診療録保管庫から抜き出し、統計作業を施した後(3)、全診療録をマイクロフィルムに残した(12)。しかし一九七五年以後このような作業を継続することができず、その後の診療録は次々と焼却されていった。

第二章　医療に対する態度と行動

Ⅰ　いちばん怖い病気とは

ひとびとにとって、自分が体質的にいったいどのような弱点があり、将来どんな病気を患って苦しむのだろうか、最後に何が命取りになるのかといったことに関する知識と予測は非常に限られている。また家族の健康についても予測することは不可能なために、ふだんは考えないようにしていて、ただ無病息災を祈るばかりである。敬老の日には、マスコミが百歳老人たちにインタビューしてしきりに長寿の秘訣を尋ねる。よく眠り、何でも食べて、よく働き、くよくよしないことと答えは似通っている。もしいちばん怖い病気で絶対に罹りたくない病気は、と聞けば、大多数の人はがん（悪性腫瘍）と答えるだろう。しかし、がんが本当に自分の身に発生したら、まずそれを否定したいし、家族も主治医と相談して病状を本人に隠そうとする傾向は現在もなお根強い。三〇年も前からがんの告知についての討論が繰り返され、告知されることでえられる患者の利益が強調されてきた。がんの五年生存率が向上するにつれ、告知は日常的に行われるようになったが、それでも告知に対する反対がなくなったわけではない。ある患者は、自分でがんを察知していて、同時に主治医も家族もそれを懸命にかくそうとしていることをよく了解し、最後まで自分の真の病名と病状を問いただすことをしなかった。

十年も前に、東京大学とソウル国立大学と台湾大学のスタッフが共同のメンタルヘルスに関する文化精神医学的な比較研究を行い、各国の看護大学の学生が学習によって精神障害に対する態度がどう変化するかを観察した(13)。その研究資料の一部に「あなたがいちばん怖いと思う病気を三種類あげなさい」という質問があって、その結果は次のようになった。もっとも恐れる病気はやはりがんで、これをあげた者は四四・一%、次は中風（脳出血などによって起こる半身不随、手足の麻痺などの症状）で二四・六%、三番目が精神病で一九・八%、四番目が急性伝染病で四・三%となった。三カ国の学生の間では、日本と韓国の学生の回答がとてもよく似ていて、台湾の学生が前二者と少し違い、中風を怖い病気としてあげたものが非常に多く、精神病を取り上げたものは特に少ないことが注目された。

病気に対する恐怖感は個人の年齢や実際生活の経験によってずいぶんと違ったものになるであろう。たとえば若い人たちの間では近年ＡＩＤＳへの恐怖心が増したであろうし、中・高年層の人たちが恐れるのは脳卒中や心筋梗塞である。ＳＡＲＳの流行時期には、予防方法も治療法も確立されておらず、対処法が全般的に不明であることからパニックが発生した。みんなが恐れる病気は、致死的であると同時に、その病原が不明であったり、治療法や予防方法が確立されていないという共通点がある。精神病や痴呆になりはしないかと心配するのも無理のないことで、そのようなことがいつわが身に起こるかはかり知れないし、いくら健康講座で勉強してもそれらを完全に予防することはできない。ただし医学知識を増やすことは早期発見と早期治療につながり、健康を取り戻す可能性が増す。

看護大学の学生が三年生になって、精神医学とメンタルヘルスの教育課程を終えると、重い精神障害に対する正しい認識がひろまり、かえってそれらの症状の重さや患者の社会適応の難しさを指摘するようになる。しかしそれは精神障害に対する負の態度が増したのではなく、精神障害者をまのあたりにして現実的な見識が増したというべきであろう。台湾の看護学生が精神障害を日本と韓国の学生よりも恐れないという現象は、おそらく学生たちが実習経験をつんだ主な場所が病棟内か外来か、などの差によって生じたのであろう。

一般には精神病は恐れられ、精神障害者に近寄ることは危険で、精神科や精神病院は怖いところだと思われている。たいていの患者はもし精神科に紹介されることを知ると、自分は精神病者ではないと反駁する。疫学調査の資料が示すように、神経症をはじめ精神科領域疾患患者のうち、患者が自発的に精神科を訪れるのは四分の一にすぎず、他の大部分は非精神科、主として内科を訪れる。精神科を訪れた患者や家族も、統合失調症よりも神経衰弱・強迫神経症・適応障害などと診断されると納得するし、診断書が欲しいときは軽症疾患の診断を要求することが多い。

メンタルヘルスの教育は医学部関連の学生から始めるのが原則である。学生たちからその家族へ、そして徐々に地域社会、一般社会へと対象を広げていくことが大事で、広告やスローガンを掲げることで一足飛びにひとびとに受け入れてもらえるものではない。精神科の臨床で患者を次々と治してあげることが先決であるといってよい。しかし精神障害者の家族の多くは、患者以外の家族メンバーが結婚するというようなとき、患者が家にいては不都合であったり、他人に患者の病名を知らせては困るという考えをもっている。地方に住む人たちは近隣のひとびとにたちまち病気を知られてしまうことを恐れて、患者を自宅から遠い所へ移住させて治療を受けさせたり、入院させる。

大学病院の精神科に患者をつれていくと、多くの実習生がいるので病名や病状がすぐにばれるのではないかと懸念する家族も多い。もし患者が入院治療が必要であると診断されると、入院中の他の精神病者に迫害されるのではないかと困惑する。精神病は遺伝病だという見解は最近ではますます反対されなくなったが、それでも親類・家族にはそんな病人はほかにいないと遺伝説を否定する家族は多い(14)。このように精神病もがんと同じように、ひとびとの考えから除きたい、つまり受け入れ難い病気であることは、心情的に昔も今も変わりはない。

II　医療に対する態度と行動の文化要素

一九六〇年代に台北市近郊で行った疫学調査のひとつに加えた身体疾患と精神障害に関する伝統的疾病概念についてのアンケート調査があるので、ここに述べる。調査対象は十五歳以上の四八八名の男女である。台湾の調査であるため、伝統的中国文化の病気観が映し出されている。まず身体疾患に関する質問五問に対する答えは次の通りである。第一問「あなたはすべての病気が体の中の変化によって起こると思いますか?・」に対して五三%が「はい」と答え、第二問「あなたは多くの病気が身体内の火気（huochi）または腎虚（腎虧）によって起こされると思いますか?・」に対してもやはり五三%が「はい」と答えた。第三問「あなたは多くの病気が何らかの物質の減少あるいは衰弱によって引き起こされると思いますか?・」の問いには七九%、第四問「あなたは漢方医（中医）の治療と漢方薬（中薬）がとても効くと思いますか?・」には四六%、第五問「あなたは病気をしている人は刺激性のある食物を禁止する必要があると思いますか?」に対しては八五%の人が肯定の回答をした。

中国医薬学思想の疾病概念では、人の体内は陰陽五行説に基づく「気」「精」「火」がかかわっており、それらが調和を保つかぎり健康が維持され、もしそれらのバランスが崩れると障害が起きるのである。つまり人体内臓が発する生命力が生体活動の原動力となり、機能の安定を維持していると考える。このような考え方は人間の情動が身体に影響していろいろな症状を引き起こすという疾病概念からは程遠く、むしろ容易に生体が遺伝体質に左右されるという考えに結びつく。陰と陽とは人間感情の描写ではなく、また人の行動との関連において捉えたものでもない。それゆえ、身体に感ずる多くの異常現象を身体化(somatization)させる。中国医薬学思想にその基盤を置いている社会は、昔から概して精神疾患に対する偏見が強く、それに対する恐怖心も強い。

前述の伝統的疾病概念の研究の後半部は精神疾患に関する伝統的概念についてのアンケート調査に当てられている。これには三つの質問がなされている。第一問は「あなたは精神病が親からの遺伝によって起こると思いますか?」で、三〇%が「はい」と答え、第二問「あなたは精神病が治りにくい病気であると思いますか?」の質問に対して五八%が「はい」と答え、そして第三問「あなたは精神病者を社会から隔離すべきであると思いますか?」に対しては七五%が「はい」と答えた。精神病の予後に関して一般の人は悲観的で、精神病者に対しては拒絶的な態度に傾いていた。

精神科の外来患者に「あなたは神経衰弱症にかかっていますか?」と問うと、自分の疾病の種類にまったく関係なく男女ともに約半数が「はい」と答えている(15)。そして「あなたは腎虚にかかっていますか?」という問いに対して、男性の二六%と女性の六%が「はい」と答えている。神経衰弱症はもともと西洋医学から導入された病名であったのに、中国近代医学の中に取り入れられて広く使われ、定着した。神経衰弱症も腎虚も漢方医が治療対象とする主要疾患である。

一九七〇年代にアメリカで本格的に発展してきた医療人類学は、異なる文化環境における医療態度と医療行動を主題として扱う(16)。これは、ひとびとが病気をどのように認定するのか、どのように病気に対処するのか、どんな治療形態を選ぶのか、そして病人としての役割とは何なのかなどのテーマを研究対象としている。自分の体のどこかが具合悪いと感ずるときや家族のだれかの行動がおかしいと気づいたとき、人はその異常がどうして起こったのか、いぶかりそれを説明しようとする。そしてさらに一歩進んでどのように対処するのがよいかを考える。この心理過程を解釈モデル理論(**explanatory model**)といい、これには社会文化要素が多くかかわって来るのである。医療形態の選択は、その人の住む環境の影響を受け、その決定に際しては、まず重要人物（significant others）の影響をもっとも強く受け、そして提供されているさまざまな異なる医療ネット（delivery system）の影響を受ける。この状況を知るために社会地域調査を行って、健康についての概念、病因についての考え、医療方式の決定などの諸関係を知るための努力がなされてきた。

III　精神障害に関する伝統的概念

東方医学思想だけが精神障害者を排斥したのではなく、欧米社会でも近代までは重症精神障害者を恐れ、拒絶し、病気を恥とし、隔離主義をとってきた。精神病院が開放病棟制度を広めたのも一九五〇年代以降のことである。精神保健の重要性を啓発する上で、こうした因襲・差別的態度の改善が求められ、精神医療に対するひとびとの態度研究（attitude study）がさかんに行われるようになったのである。

ここでわれわれが一九七五年に台北市で施行した研究の資料を提示する。これは台北市政府が慢性精神病患者を「施療救済」として入院させていた当時の収容状況を調べたもの

表3 台北市政府施療精神障害患者家族164名の調査(1975)

精神障害に関する伝統概念および態度	30歳以下 N=60	31-50歳 N=42	51歳以上 N=62	高校卒以上 N=41	小・中学卒 N=79	無就学歴者 N=43
	はい(%)	はい(%)	はい(%)	はい(%)	はい(%)	はい(%)
1 精神障害は「風水」のまちがいによって起こる	10	17	21*	10	13	28
2 精神障害は悪鬼に取りつかれたために起こる	5	14	26	5	13	30
3 精神障害は祖先が不徳だったことによって起こる	5	7	24	5	11	23
4 精神障害には漢方薬(中薬)のほうが有効である	5	17	23	2	17	23
5 精神障害には神頼み、占い、呪文がより有効である	5	7	23	5	13	30
6 精神障害は勉強しすぎたために起こる	12	29	41	17	25	41
7 精神障害はとても治しにくい病気である	28	62	70	37	52	70
8 相手家族に精神病歴がある場合、結婚に反対する	48	55	78	54	57	74
9 精神障害者は社会の安全を犯すから隔離すべきだ	47	71	87	51	68	86
10 精神障害に関する病状は秘密にせねばならない	30	38	62	27	38	71
11 精神病院は精神障害者を閉じ込める所だ	43	55	73	37	57	79

66問題のうち11題を示した。*印以外の項はすべて有意差あり。

である。その調査のなかで患者の家族一六四名を無作為に選んで「精神疾患に関する伝統的概念と態度」についての質問を行った(17)。質問表の内容は多岐にわたっていて、六六問題もあったが、その中の十一題を本書で提示する。各質問の回答を年齢別と学歴別に分けて、その回答率を表3に示した。

第1問:「精神障害は風水のまちがいによって起こる」については回答率が一〇~二一%の間で年齢別間

に有意差はなく、高校卒以上のグループの一〇%がもっとも低くて無就学歴グループの二八%が高く、学歴が高いグループほど風水を信じない傾向が見られた。

第2問：「精神障害は悪鬼に取りつかれたために起こる」という古来の思考に対しては、五一歳以上のグループの二六%、無就学者グループの三〇%がそれを信じていて、三〇歳以下のグループと高校卒グループでは五%程度が信じていた。

第3問：「精神障害は祖先が不徳だったことによって起こる」という問題で、祖先崇拝を重んずると同時に、祖先の「不徳なしわざ」が子孫に災いを及ぼすという観念がある。肯定の回答率は若年グループと高校卒以上のグループともに五%で、五一歳以上のグループと無就学歴グループがそれぞれ二四%と二三%で高い。

第4問：「精神障害には漢方薬のほうが有効である」という考えをもつ人の率は、若年グループ五%、高学歴グループ二%と低いが、五一歳以上のグループおよび無就学歴グループはともに二三%であった。

第5問：「精神障害には神頼み、占い、呪文がより有効である」という観念も、第4問とほぼ同じ比率であり、無就学歴グループが三〇%とより高くなっている。

第6問：「精神障害は勉強しすぎたために起こる」という考えは一種の近代的な思考であるが、若年グループ十二%と高学歴グループ十七%が低く、五一歳以上のグループと無就学歴グループはともに四一％と高くなっている。
第7問：「精神障害はとても治しにくい病気である」という問いには肯定回答率が高く、若年グループ二八％と五一歳以上のグループ七〇％の間の差は大きく、また、高学歴グループ三七％と無就学歴グループ七〇％の間の差もかなり大きい。本研究の対象は慢性精神病患者の家族であることから、彼らの、とくに患者を世話したことのある経験から、年長者の間に治療効果に対する信頼度が低いと見られる。
第8問：「相手家族に精神病歴がある場合、結婚に反対する」の問題は、前問よりさらに高率に反応し、若年グループ四八％、高学歴グループ五四％、そして五一歳以上のグループ七八％、無就学歴グループ七四％となった。自分の家族に患者がいてもこのような高率を示した。
第9問：「精神障害者は社会の安全を犯すから隔離すべきである」という考えも、十年や二〇年くらいの期間では変化をしないようである。若年グループ四七％と高学歴グループ五一％は五一歳以上のグループ八七％と無就学歴グループの八六％より低い。
第10問：「精神障害に関する病状は秘密にせねばならない」の問題には、若年三〇％、高学歴グループが二七％で、五一歳以上のグループ六二％と無就学歴グループの七一％ははるかに高く、後の2グループは前の2グループに比較して大きく、秘密主義に傾いている。

第11問：「精神病院は精神障害者を閉じ込めるところだ」という質問にもやはり肯定回答率が高く出て、若年グループでも四三％、高学歴グループで三七％、そして五一歳以上のグループが七三％、無就学歴グループが七九％とやはり後の2グループが高率であった。
一般に高い学歴をもつ若年層の間に精神疾患に対するいわゆる伝統的な考え方や態度がだんだんと薄れ、偏見や拒絶的態度も少なくなっている。これは患者を家族の一員として持つことの経験から学び取った態度の改善ということもできるが、それよりも現代教育と現代化全般の開放的な知識の進歩による変化と見るべきであろう。

Ⅳ　多様な医療システムとメンタルヘルス

民間医療や漢方医療が盛んであったインドやアジア地域では、百年あまりの近代西洋医学の輸入とともに急速な医療の進歩をとげ、国民の健康は増進し、平均寿命も見事に長くなった。しかし西洋医学に圧倒されたかに見えた民間医療と漢方医療は姿を消したわけではなく、日本でもこの数十年来はかえって勢いを取り戻して、とくに慢性病に対する漢方薬の効果が再評価されるようになり、市井では多様な医療システムが確固として出来上がっている(18)。

日本でこのような状態であるから、中国で中国医学が盛んであるのは当然である。台湾は五〇年間、日本に統治され、そのあいだ漢方医療や民間医療が抑圧されたが、戦後に中華民国に復帰してからは、「中華文化復興」のスローガンの下に中国医学が隆盛を取り戻した。漢方医(中医)の診療所の看板がいたるところで目につくようになった。

多様な医療システムのこのような復活の勢いで、われわれ近代メンタルヘルスを広めようとする人たちは初めから難題にぶつかった。政府は中国医学の振興に力を注ぎ、新型のメンタルヘルスには冷淡であった。精神科を受診してきた患者の七〇%がそれ以前に多様な医療を利用しており、精神科にたどり着くまでにさまざまな治療や民間医療を受けているのである。

全民保険制度が施行されたのがやっと一九九五年で、それまでの医療費用の大方は自費であったから、多くの患者およびその家族は精神科に最後にやって来たときには金銭を使い果たしてしまっていた。初めは精神科医も看護師も入院中の患者の家族が患者を数日連れ出してお廟参りをしたり、シャマンに治療を頼んだり、他の医療施設から薬をもらってきたりといった行動に強く反対したものであるが、一九七〇年代頃からはだんだんと家族のそのような行動を黙認ないし容認するようになった。さまざまな宗教・宗派の宗教家たちがよく病室内に闖入してくることがあり、たいへん困惑したが、やがて患者・家族と一緒に宗教や信仰について話し合うのも重要だということをわれわれは学んだ。やがて急性疾患は西洋医（西医）にかかり、慢性病は漢方医（中医）にかかる、また西洋薬（西薬）は効果が速いが副作用が強く、漢方薬（中薬）は効果はおそいが副作用が少ないという定説が出来上がってしまった。

調べによると、肝炎、胃出血、心臓病などの病気に対しては西洋医に診てもらうという選択が約八五％、漢方医に診てもらうという人が約一〇％、その他が民間医療や街の薬局を訪れる、あるいは自ら薬草を煎じて飲むといった具合である。もし頭痛・不眠・不安などを患った場合、第一に西洋医を選ぶ者は六〇％くらい、漢方医を選ぶ者が約一〇％、家族や親友と相談する者は約一〇％、街の薬局を訪れる者は五％、そしてごく少数が民間医療者を尋ねるか、カウンセラーを訪れるといった具合である。さらにこの西洋医を選ぶ六〇％のうち、精神科で診てもらうという考えを持つのはその四分の一ほどで、ほかは内科などの精神科以外の診療科を選択する。これを見ても、われわれは一般民衆の精神症状や心の問題に対する認識がたいへん低く、精神的な問題を身体化してしまうケースが多いことがわかるのである。

表4 台湾地区民衆の医療態度と精神障害の見方（1984〜85）

	性別	とても賛成	やや賛成	不賛成
1 補(pu)の効果のある薬を飲んだり、注射を	男＊	13	28	60
受けることは健康にとても大切である	女＊	16	29	55
2 病気をしたら神頼みせず医者にかかれ	男	75	16	9
	女	66	21	13
3 漢方薬（中薬）は西洋薬（西薬）より効果が	男＊	47	35	18
緩やかでより安全である	女＊	48	33	19
4 男性が深酒をするのは健康に悪い	男＊	82	15	3
	女＊	87	11	2
5 不治の病いを患った人に安楽死を施行させ	男	45	24	31
てよい	女	44	19	37
6 気が狂うのは鬼神を犯したためである	男	4	9	87
	女	6	14	80
7 重篤な精神障害者は刑をまぬがれる	男＊	26	26	48
	女＊	26	27	47

調査人数は男性2,597人、女性1,062人。＊印は性別有意差なし。

次に一九八四年に台湾中央研究院民族学研究所の主宰ではじめられた五年に一度の **public opinion** 研究、正式には「台湾地区社会変遷基本調査計画」について述べよう。これは社会科学者十二名のグループが始めた国家規模の共同調査研究で、精神医学グループもそのメンバーに加わった。その資料の一部⒆を表4に示した。

この表に選んだ医療に関する概念と医療に対する態度についての質問は身体疾患と精神障害の両者を含んでいる。

第1問：「補（pu）の効果のある薬を飲んだり注射を受けることは健康に役立つ」に対して賛成を表明した者は男性四一％、女性四五％で、この「補」には中国式の補薬品と西洋医薬に属するサプリメントや健康食品類が含まれる。学歴が高いひとびとはその賛成率が低い。

第2問：「病気をしたら神頼みをしないで医者にかかれ」に対して賛成率は男性九一%、女性は八七%で、賛成率が高く、学歴の高い人たちほど、その比率が高い。ただしここでいう医者には漢方医も含まれる。

第3問：「漢方薬は西洋薬より効果が緩やかでより安全である」に対して賛成率は男性八二%、女性八一%と一般的に高く、とくに年代のちがいによる差は見られなかった。

第4問：「男性が深酒をするのは健康に悪い」に対してのひとびとの賛成率はもっとも高く、男性が九七%、女性九八%と、性別に関係なく全面的に深酒については否定的態度が強い。なお、女性が深酒をすることは台湾では考えられない。

第5問：「不治の病いを患った人に安楽死を施行させてよい」に対しての賛成率は男性六九%、女性六三%で、男女差は小さく、若年層および高学歴のグループに賛成度が高い。

第6問：「気が狂うのは鬼神を犯したためである」であるが、鬼神というのは、demonとか死者の霊魂といわれるもので、その祟りの結果を意味している。賛成率は男性が十三%、女性が二〇%で、女性が民間信仰的な見解を強く見せている。学歴が高くなるほど賛成率が低く、年齢では四〇歳以上になると賛成率が高くなる。一九六〇年代から一九八〇年代にかけて、この問題に対する賛成率は一向に減少していない。

第7問：「重篤な精神病者は刑をまぬがれる」に対して賛成者は男性が五二%、女性が五三%で、四〇歳以上の人たちに賛成率が高くなる。法律に関する見識は年齢とともに高くなるようである。

以上が質問に対する一般民衆の答えの傾向であるが、やはり若い世代、学歴の高い人たちほど因襲・民間信仰的な伝統的概念の希薄化が目立っており、現代教育全般そのものが近代医学とメンタルヘルスの促進に役立っていることがわかるのである。

第三章　文化結合症候群

I　コロ

文化と関連して発生した特殊な精神疾患が多く報告された。それらは、現代精神医学の診断基準では分類できない、文化の要素が深くかかわって発生する病態表現である。その中には、ちょうど一〇〇年前、E・クレペリンによるジャワ紀行で述べられているアモクが含まれているが、それはクレペリンが比較精神医学を提唱したときのものである。この病気はもともとマレー人に見られる珍しい症候群で、患者は突然凶暴状態となり、ゆえなく殺人を犯す running amok と呼ばれる状態を示す。一種の解離状態とも解され、広汎な地域で観察された憑依現象と同じく原始ヒステリーの部類に属するものとされた。アモクは発症の前に、沈思し、うつ状態の前兆があり、その後衝動的な殺人行動を起こし、その興奮状態がある一定時間持続する。そして発作後にはまったく記憶がないという。本症は強烈な挫折感や家人の死などの誘因や、家を離れての仕事や移住先の適応不良などと関係するという。

アフリカのゴールドコーストでアモクや癲癇朦朧状態に似た frenzied anxiety という病状が報告されている。患者は奔走し、発作中に他人を攻撃し殺人にいたることもあるという。発作中のことは記憶に残るそうである。

マライ語系民族のなかにラター（latah）という症候群があって、フィリピン、ボルネオなどで見られる。刺激をうけて突然強烈な恐怖状態、反響言語および反響動作を示し、非常に被暗示性が高くなる。反響動作といえば、アイヌ民族の中に観察されたイムにもこの症状がある。イムは蛇（トッコニ）で、蛇に突然遭遇したときの驚きと関係がある。主として中年女性が罹り、「トッコニ」ということばを聞いただけで突然驚愕反応を起こし、それ以降に反響症状を呈する。もともとおとなしい人が多弁、多動、無抑制状態となり、汚言を放ったりする。

文化結合症候群の中で世界各地のもっとも広い範囲に、多種多様な表現をするのが憑依状態であろう。ハイチ黒人の間で見られるブードー（Voodoo）は祭祀の場でシャマンの誘導と太鼓の強烈なひびきの中でトランス状態となり、カミが乗り移り、椰子の木に逆さに登ったり、けいれんを起こしたり、ヒステリー同様の発作が見られる。世界各地でカミや動物がしばしば憑依して異常な精神状態を起こすが、後者の動物の憑依のうちいちばんよく知られているのは日本の狐憑きであろう(20)。

カミや動物が乗り移るのでなく、その逆に魂がその人の肉体から抜け出してただようというものもある。南米各地で報告されたススト（Susto）という病気である。スストのひとつは睡眠中に魔術にあって魂が遊離してしまうと信じられ、主に青少年に発生し、何らかの恐怖体験が原因するという。最初は強度の不安と激動を示し、激動がひどいために体重が減り、最後にはうつ状態とひきこもりの状態になる。ひとびとはこれは霊魂が体から離れて大地に誘拐され吸われてしまうためだという。この治療法は天竺鼠を大地に捧げ、病人の体を強く摩擦して魂を取り戻すことだという。

この章で主に報告したいのは、筆者らがとくに中国人の間で観察する機会のあったコロ（Koro）と畏寒症（Frigophobia）の二種類の病気である。まずコロは中国の歴史の中に古くから記されてきた縮陽症すなわち陽の欠乏、つまり陰陽のバランスが破綻して陽が不当に損なわれる状態をいう。症状は非常に特異なもので、患者はよく突発的に男根が縮み、腹の中に入り込んで見えなくなり、そして最後には死に至るであろうという強度の不安に襲われる。数日間は発作が続く。人類学者R・リントン氏(21)は、マレーおよび中国南方人のあいだに見られるこの病気は一種の不安状態であるか、一種の文化関連性ヒステリーであるか、一種の精神病であるかといろいろな場合を想定した。一般に中国人はよく過度の手淫や精液の不当な流出を病気の原因と考えることが多く、発作に際しては家族が一緒に男根を引っ張ったり、男根に赤いリボンを結び付けて祈ったり、活力増加のために大量の薬草を煎じて飲ませたりする。香港でコロの観察をしたP・M・ヤップ氏はコロの症状を部分性離人症(22)の現象として報告した。しかし一九六三年の日米合同精神医学会で彼が紹介した八例のコロは全部が不安神経症と診断されていた。筆者はかつて一九六五年にコロの二例を報告(23)した。その第一症例についてはA・キーフ氏がその書に典型的なコロ症例として引用(24)していて、近藤喬一氏によって日本語訳が出版された(25)。

コロ症例1

TY君は料理人で、中国大陸漢口の出身である。彼は三二歳のとき台湾大学医院精神科外来を受診し、動悸、息切れ、四肢のしびれ、めまいなどの身体症状と不安発作を訴えた。初診に先立つ数カ月前、すでに数人の漢方医のもとを訪れており、腎虚または精力欠如と診断され、「気（活力すなわち生命の素）」および血液などを補給するため、少年の尿を飲み、人間の胎盤を食べることを勧められた。患者はその頃、買春をした。その一日か二日のちに自分のペニスが縮み、腹の中に引っ込みつつあることに気づいた。そペニスのこの状態について心配になり、また突然に湧き上がってきた耐え難い飢餓感のため無茶食いをしだした。数カ月間外来で治療を受けた。

同胞五人の長男として彼は揚子江にのぞむ小さな町で育った。父は八〇人の男たちと一緒にジャンク船で商売のため川を往復するので、六カ月のうち数日間しか家にいなかった。患者が七歳になったとき、約三〇歳であった父は原因不明の病気で死んだ。それは五番目の弟が生まれてまもなくのことだった。母は患者をかわいがり、ちょっとした読み書き算数を教えた。継父は患者を疎んじて末子をかわいがった。患者はわがままで言うことをきかなかったので、しばしば継父に折檻された。また家計を助けるために働きにいくように継父に命じられた。しかし母は反対し、患者を母の兄弟にあずけることにした。そこでも彼はいじめられた。

彼は十一歳で床屋見習いになり、十四歳で自立した。その頃から彼は賭け事に熱中するようになった。十六歳のときに料理を習い始め、数年の後にレストランの熟練料理人になった。彼は給料の中からわずかばかりの金を家に持ち帰ったが、大部分を買春と賭け事に費やした。母親は非常に怒って彼をなじった。彼は母の金まで使い込んで、しばらくは母にすまないとは思ったが、ついに母とけんかして家をとび出した。日中戦争中、彼は仕事ができなかったが、しかし十八歳のとき上海の汽船の料理人として働き始めた。彼は船で働いている間に徐々に衰弱していった。そしてある日黄疸が出現した。これらは過度の自慰によるものだと彼は考えた。自分の欲望のコントロールと健康回復のため彼は二〇種以上の漢方薬を飲んだが効果がなかった。そこで回竜湯童便（自分の最初の尿）を毎朝飲み初め、四カ月後に病気が治った。

戦争終結時、彼は二〇歳になっていて、まだ船で働いていた。時折り、彼は金儲けのためにモルヒネを売買した。彼は二二歳で軍隊に入隊したが、ほとんど給料をもらえなかった。一九四九年台湾に移動し、そこで彼は軍を離れパン屋で働いた。再び賭け事を始め、賭けをするたびに買春をした。長い間性欲亢進が続き、彼は毎晩のように買春を続けた。金を節約しようとか、結婚をしようとは毛頭考えなかった。彼にはレストランでパン生地をこねる仕事は退屈であった。

一九五七年七月、息切れと動悸の最初の発作が起こった。目まいを感じ、四肢の脱力、筋肉のひきつりを起こした。また、口喝、吐き気、嘔吐などの症状が出現した。臨床検査の所見はすべて正常で、ビタミンＢ群の注射を受けた。二週間後には症状が消失したので、再び買春を始めたが数日後には発作が起きた。発作は前より頻繁に起こり、そして長く続くようになった。

彼はパニック状態に陥り、次から次へと漢方医を訪れ、ビタミン剤の注射を受けた。一人の医者は彼が腎虚または「陰虚（性的エネルギーの欠如）」にかかっており、もし買春を続けるなら結局死んでしまうだろうと話した。彼は、その症状が「陰虚」によってもたらされており、それは子宮内で分泌される毒物がペニスを障害するためと考えた。この時点で、彼は自分の活力を蓄えるために仕事をやめた。一九五七年八月、彼はある内科医から精神科医を紹介された。

症状が少しでも軽くなったとたん、ほとんど抑え難い性的欲望が湧き起こった。しかし性交後、彼は腹の中に異様な空虚感を体験するようになった。しばしば彼はペニスが腹の中に縮んでいくのを覚え、そのとき非常に不安になり、恐怖にかられてペニスを両手でつかまえた。自分のペニスをおさえたとき、彼は激しい目まいと鼓動のため気絶してしまった。四カ月間、彼は毎朝一杯の童便（少年の尿）を飲み、これは非常に効いた。彼はまた肛門も一日おきに腹の中に引っ込んでいくのを覚えた。夜になって自分のペニスがたった一センチの長さに縮んでしまっているのを見つけ、それを引っ張り出し、そのあと落ち着いて眠った。

一九五八年彼は女性を一目見ただけでも驚くようになり、五カ月のあいだ買春を中断した。しかしその間も仕事はできなかった。多くの出費を補うため友人から金を借り、また多くの方法で他人から吸い取った。結局、友人たちは彼の不当な貪欲さにあいそをつかし、彼に背を向けてしまった。その後、病状は回復しなかったので、ある漢方医の勧めによって人間の胎盤を食べ始めた。胎盤を五つ食べたときよくなったと感じたが、その状態はたった二日続いただけであった。しばしば耐え難い飢餓感におそわれて不眠になり、彼は自分が「飢餓神経症」になったと考えた。彼は射精によって「気」が失われることを恐れ、ペニスをつかまえて夢精を防ごうとした。

患者は自分の体に過度の注意を向け、しばしばパニック状態になって救急外来を訪れ、そこで種々の訴えをして、自分の病気が身体病であることを証明するための諸検査をしてくれるように要求した。検査はすべて正常であった。彼は依頼心が強く、次々に要求を出し、演技的で誇張的でヒステリー的だった。長々と自分自身の病気についての説明理論と、中国古来の医学観をのべた。彼は腎虚を治すために漢方薬に数千ドルを費やしたと話したが、われわれの治療にも非常に依存的だった。しばしば諸検査と注射治療を強要した。症状の説明はきわめて誇張的であった。「両手がふるえる、腹が苦しい、ペニスが引っ込み、心臓がカッカッ、カッズカッズと鳴るのでおびえてしまう……漢方医は私の神経が「冷」「寒」「風」に侵されたという……西洋医学にそれらがあるのか……夜になると身体がふるえ、血がのぼらず、体が動かなくなり、肺も頭も熱くなり、口が渇くのでお茶を飲む……その後で小便しなくてはならない……また夜に息がつまり、心臓がドキドキして、長く話をすると頭が痛くなる……心臓がコッ、コッコッとなり、頭がズズ、ズズとなる……」。彼はこのようなことを多くの身振りをまじえて話した。

治療の終結期（18～22回目の面接）に、患者は自分のあくどい行為を友人たちに非難されたことで不安になり、レストランで楽な仕事を見つけようとし、また活力を失わないために買春を避けていた。患者の病像をまとめると、抑え難い性欲が賭博に負けることによって起こり、そしてパニックは生命力の喪失を想像することで引き起こされ、それが直接にペニスが縮小するという恐怖の形に表現され、そして多くの心気症状を含めた精神混乱状態は境界例の精神病を思わせるほどの重篤な病態であった。強度の口唇欲的要求と伝統的思考に左右された生命力の喪失への不安が明瞭に示され、病状改善のため彼はさまざまな「補」を漢方医が示す数限りない処方や、多量の米食から得ようとし、結局それらは彼の差し迫った当座の欲求を満たすのに役立つだけであった。彼は最後には妥協しようと試みたが、病状や病因に対する自覚や反省的自己認識はなく、ただ周囲の友人たちの援助や支持が有効であったと思われる。

コロ症例2

ＴＷ君は中国中部江蘇省出身の三九歳の既婚男性である。一九五九年五月に妄想症の診断のもとに入院した。彼は関係妄想・被害妄想および心気症状などを訴え、それらは複雑な妄想体系を織りなしていた。一九五八年夏、彼は腰痛、下肢と顔面の疼痛を訴え始め、続いて鼻腔内の寒冷感と歯のゆるみなどを訴えたが、検査に異常はなかった。やがて不眠となり、誰かが天井裏に潜んでいて毒物を散布しているといいだした。その後、彼はペニスが縮む、陰嚢がゆるんで睾丸が落ちてしまう、睾丸の左側が痛むなどさまざまな奇妙な感覚を訴え出した。これらの感覚は強い不安を伴っていた。夜には腹部に激痛がはしったり、ペニスに膨張するような感じがあり、彼はこれが「冷」によって起こったのだと考えた。

患者は揚子江下流の小さな町のある伝統的大家族の独り子として生まれた。父親は市外でサラリーマンとして働き、妾をかこっていた。患者は父親とはまれにしか会わなかったが、父親は彼に非常にやさしかったことを覚えている。彼に土産をたずさえてきたり、彼を肩車してくれたのを覚えている。祖母は患者の母親に対して口やかましく懲罰的で、父親が妾をかこい家をあけるのはすべて母親の責任であるとなじった。彼は六歳になるまで祖母に育てられ、祖母は厳しく、母は彼を溺愛した。彼は祖母が潔癖なので一緒に寝ることを好んだが、毎晩祖母の脚を一時間も洗わされた。彼が十一歳のとき父が死んだ。ある日患者が父の肩の上にのっているとき、父が突然路上で大汗をかきながら倒れた。父の死後、家計は急速に苦しくなり、祖母と母の仲はますます険悪になり、彼は家事を手伝わされた。親戚間でもけんか、ののしりあいがたえず起こった。彼は十六歳になったとき、不幸な家を離れて上海に行き本屋に就職した。

上海では何人かの少年たちと小さな寮で暮らし、淋しい思いをし、またそこで自慰を教えられた。週に二、三度自慰をしては後悔しつづけたが、二年後にはそれを止めた。日中戦争が始まったとき彼は友人と重慶に行き、そこで三年間会計の勉強をした。この間彼はよく働き、公務員の良い職につきたいと思った。ときおり宴会で多量の飲酒をすることがあった。彼は大学卒の五歳年上の女性と知り合い愛された。彼女の親切さに感動し、またその仕事ぶりにもほれ込んで、彼は結婚を決めた。彼の家族は皆それに反対した。しかし彼は泣いて家族に承諾を求め、ついに結婚した。二三歳のときだった。夫婦は、長女が生まれた後おたがいに性的関心を失い、やがて別居するようになった。一カ月おきくらいに二人は性交したが、彼は孤独にさいなまれて多量の酒を飲んだ。その頃、彼の祖母が死んだ。

戦後一家は南京に移り住んだが、そこへ彼の母も来て住んだ。彼の妻はそれを嫌がって娘を連れて一時、上海へ行ってしまった。一九四九年彼ら夫婦と娘が台湾に移住したとき母親は大陸に残った。一年苦労をした後、彼はある大学事務局の主任経理の職を得て家計が安定した。一九五三年に妻も就職し、給料は彼よりも高かったが、その職にうまく適応できず、彼は毎晩妻の仕事の手助けをしなければならなかった。

一九五八年七月、彼の配下の職員の一人が汚職事件で解雇されたとき、彼は職場管理の手ぬるさを学長に叱責され、非常に恥じて将来のことまで心配した。事務局の仕事が負担になりだした。九月になり、娘の学業成績があまりよくないので、彼女のための勉強部屋を作るため宿舎を違法増築したが、これが警察に知られるところとなり、結局増築分は取り壊しになった。その頃から彼は疑い深くなり、隣人の誰かが警察に通報していると確信した。十一月、自宅に空き巣が入り、彼の月給が盗られた。彼は不眠となり、心気的になり、被害妄想が顕在化していった。ある日彼がオフィスで、友人に売却を依頼されたダイアモンドを皆に見せているとき、同僚たちの目が異様に光っていると感じ、また皆が彼を監視しているのではないかと考えた。それから彼は誰とも話をしなくなり、誰とも接しないようになり、誰かが天井裏から彼らに毒を吹きつけていると確信するようになった。

一九五九年五月、症状が悪化して入院しなくてはならなくなった。彼はトイレで弾薬のにおいを嗅がされたと大変不安になり、扁桃腺や喉が腫れたと感じ、鼓膜や肺が痛み、心臓がはげしく鼓動した。それから彼は睾丸の皮膚がゆるんで精子が流れ出し、周囲の皮膚がねばねばすると思った。また全身の皮膚がゆるみ、あちこちに水ぶくれが出てきて、尻が下方に沈下していくと感じた。とりわけ不安になったのはペニスが腹の中に縮んでいくことで、彼は初めて医者を訪れ、その医者が彼を精神科医に紹介してきた。

入院中、彼は一通りのインシュリンショック療法を受けた。初め彼は他人の様子や話声にとても敏感で、いつも憂うつに見えた。多くの身体症状が次第に消えてゆき、彼は皮膚とくに睾丸がひきしまってくるようになったと感じた。しかし彼は、以前の極度の自慰行為がどこかの神経を壊し、それがペニスを縮ませたものと考え、受けたインシュリン注射が吹き込まれた毒気を和らげたと信じた。また彼は病気が以前の「酒精中毒」によって引き起こされたのだとも思った。そののち彼は徐々に最近数年間に経験した精神的ストレスに気づき、また妻に対する不満を述べた。妻が頑固で、思ったよりもやり手ではなく、また彼女が他人からどう評価されているかについて無頓着であるなどと述べた。

彼の消極的、依存的で敏感かつ詮索好きな性格は幼児発達期の安全感欠如によるものと思われるが、それは母や、ときどき彼に情愛を与えた父親よりも、厳格な祖母の影響が強かったというべきであろう。結婚については明らかに依存的・受動的で、挫折にあって長期間、飲酒に溺れることもあった。しかし彼は仕事をしっかりやっていたにもかかわらず、台湾に移住後、不幸にして立て続けにトラブルにあい、生活上の不安がつのり、ついには縮陽のパニック状態すなわち生命力の喪失の不安を象徴する症状を現わし、妄想性の精神崩壊を起こした。系統的な妄想があったが、入院後二カ月して全快した。

分析的に言えばコロのパニック状態は去勢不安反応である。去勢されて死亡するか、または活力を失って病気になり衰弱死するという象徴的な表現といえる。中国漢方医学思想にはひとの「気」「火」「精」すなわち生命力が陰陽五行説にもとづいて体内に運用され、そのバランスを失うと健康を損なうという基本的な考えがある。コロは陽を喪失した男性に発生する。具体的には精液を過度に流出させてしまった後、「陽の喪失」という不安・パニックを起こす。しかし男根が萎縮する以外にも、耳や鼻のようなからだの部分が縮むという現象が報告されており、また陰部や乳房が萎縮するということで女性にもパニックが発生することが知られている。中国の古書に記されている縮陽には、腹痛・下痢・嘔吐・手足の冷え・発汗・失神などの合併症が記載されているという。症状から見ても大変複雑であるが、次に述べるようにコロという病気は異文化から見るとまさに奇妙奇天烈といわざるを得ない病気なのである。

その最初の驚きは一九六七年十月にシンガポールで起こった爆発的なコロの流行である。五〇〇〇人以上の男性がこの病に罹り、各地の病院が大入り満員になったのである。多くの患者は十五歳から四〇歳の中国系住人で、病状はすこぶる演技性に富み、患者は急性不安の状態で男根の萎縮を訴え、家族が手伝って男根を引っ張り出して、神仏を拝んだ。患者の多くは動悸と呼吸促迫を訴えた。しかし症状は一般に一過性であったが、病人の五分の一が二回以上の再発を示した。一九六七年の五月にシンガポールで豚の疫病が流行した頃、市内に「病気で汚染した豚肉や、予防接種を受けた豚の肉を食べた者は縮陽をおこす」というううわさが出始めたそうである。これが同年の十月になって、何らかの契機で一挙にコロの大流行という形で爆発したというわけである。報告によると、本病に罹患した者にとくに性的問題があったということはなく、また発病者の教育レベルとの関係も見られなかったという。罹患者の大部分が中国系住民であったから、この時点までは、コロは中国古来の陰陽二元説をもって大地間の万象を説明する思想にもとづいて引き起こされた疾病だと信じられた。老子に由来する道教の教えがもっとも影響力をもつと考えられた。筆者の症例からもわかるように、コロの発生は揚子江以南で、それより北方では報告されていない。

ところが一九七六年にタイの北部でコロの流行が起こったのである。報告によると当時の現地の社会状況は、ベトナム戦争の終結後で、ベトコンがラオス側からタイ北部に侵入するのではないかという緊迫した状況があった。ラオスから伝わってきたうわさ話がこの疾病の元になった。すなわちベトナム戦争中に、誰かが食物やタバコの中にある化学物質を混入させ、この化学物質はラオス男性の性能力を減弱させ、その結果ラオス女性の性欲をベトコン兵士のほうへ仕向けるというものであった。このうわさは恐怖となってコロの流行に結びついたらしく、病人の個人の性生活とは関係なく、政治情勢が深くかかわっていたようである。罹患者は数百人にのぼった。

こんどは一九八二年にインド東北部のアッサム州にコロが流行し出した。あるひとつの村にコロが発生して流行する、しばらくするとやや離れた村に数十人単位で集団発生した。あたかもある種の疫病が村から村へと伝染するようであったという。アッサム州は隣国ブータンやバングラディッシュとの関係が複雑な地域で、移民が多く、移民たちが選挙権をめぐって先住民たちと摩擦を大きくしたことが不安な社会情勢を引き起こし、それがコロの流行につながったのであろうと推測された。

この時点でコロは果たして中国人特有の文化が生み出した疾病なのかという疑問がわいてきた。あるアメリカ人学者は、なぜ東洋思想と宗教を共有する日本と韓国にコロが発生しないのか、中国文化だけでコロを説明するのは不当ではないか、という疑問を投げかけてきた。仏教や儒教よりも、道教の教えがより陰陽説・腎虚説と密接に関連しているので、中国南部の人たちの間に流行が起こると考えるのが一応の考え方なのだが、タイやインドでも流行するとなると、説明は困難になる。

こんどは中国南部の海南島および隣接する雷州半島で大規模なコロの流行が発見された。これは周期的爆発的なもので、コロ患者数は数千人にのぼり、村から村へと伝播していき、海南島を一周するような規模であったという。もっとも近い時期で一九五二年以降五度の大流行があり、四年から十年間隔で起こったと見られたが、一九八四年の五度目の大流行の後、一九八八年まで小流行を含めて四度の連続的流行が見られた。患者は独身の青少年が多く、教育レベルの低い、宗教心の深いひとびとに多く発生した。報告によると(26)、社会変動・疾病・占い師の凶年の予言などが流行の発生に関係したといわれるが、興味深いことには、地方に「鬼が男根を欲しがる」という民間伝承があって、それがコロの原因だという話がある。つまり「陽元を失った鬼が人間界にもどるために精液を欲しがっている」、「鬼が狐の精となり、妖精に化けて男根を集めに来る」といった話を聞き、恐怖に陥るのだそうである。高度な被暗示性が働いているといえる。

コロは DSM-Ⅲ-Rケースブック(27)の中の世界各国の症例集に採録されていて、二八歳の shrinking problem の湖南省人が紹介されている。A・クラインマン氏の報告例だが、DSM診断は 300.70 分類不能型身体表現性障害となっている。筆者がここに呈示した二症例はともに精神病性疾患であった。

II　畏寒症

中国人のもうひとつの型の文化結合症候群は畏寒症（Frigophobia）で、これもはなはだ異様な臨床像を示す。筆者らはかつて五症例を報告したが(28)、その標準臨床診断はヒステリー性格・うつ病・強迫神経症・心気症・躁うつ病などの多彩な病像を含んでいる。その中の二症例を本章で写真を添えて再現する。第一例が初めて来院したとき、全身を布団と毛布にくるんでいて、われわれスタッフは、何事が起こったのかと驚いて飛びだして出迎えたのを覚えている。二例とも入院治療を行い長期観察したが、退行（regression）が著しく予後は良くなかった。

畏寒症症例1

L君は四川省出身の五五歳の男性である（写真2-a，2-b）。一九五二年十月、三五歳のときに畏寒症を発症、五度入院を繰り返したあと、長期に入院した。

父親は「秀才」とよばれる学者で、L君は姉一人と妹二人がいて独り息子として母親の過保護のもとで育った。父親は腹部の寒冷感覚と性的障害を患い、ある仏教家の「静坐」治療を受けたという。L君は幼児期、虚弱で病気がちであったが厳格な躾を受けた。十四歳まで母親と同じベッドで寝た。十五歳になるまで夜尿症が続き、その年から手淫にふけるようになった。父に手淫を見つけられてひどく叱られた。成績はそれほどよくなかったが、大学に入り政治学を学んだ。大学卒業後、父親の縁故で軍人の職を得、速やかに将校に昇進した。二六歳のときに二歳年長の気の強い女性と結婚し、三人の子女をもうけた。本人はやがてインポテンツと早漏に悩むようになり、このころから肥満が始まった。日中戦争中Lは輜重《しちょう》隊に配属され、終戦後国民政府が中共軍に敗北して台湾に移動したあと、一九五〇年に彼も台湾に着いた。当時、彼は隊の少佐として軍隊の輸送の任務につき、多大な額の金銭を手にした。彼は家族を捨ててある女性ダンサー（舞女）と台湾へ移住して同棲した。彼は軍籍を離れ、多額の金を友人の事業に投資したが、不幸なことに次々と倒産してしまい、二年後の三五歳のときには無一文になってしまった。ダンサーも性的能力を失った彼のもとを去った。しばらくして彼の父親が大陸で殺害され、母親が重病であるという消息が入り、ひどく落胆し、抑うつ状態に陥った。

ある日、彼は台北市西門町の繁華街で西瓜を食べたあと、急に下痢をした。家に帰って下腹部が奇妙な耐え難い冷感に襲われるのを覚え、冬服・布団・毛布を持ち出して腹部を温めたが、効果なく、やがて頭部も冷たく感ずるようになった。それからは果物など「冷」に属する食物を避け、昼夜毛織の帽子をかぶり、「補薬」や各種の秘法を尋ねて治療を試みた。

翌年三六歳になって彼は初めて精神科につれてこられた。彼は人力三輪車の上で布団にくるまって大声でわめいた。われわれが外来診療室から路上に出て行くと、彼は命乞いをするように寒冷の恐怖を訴えた。すぐに人だかりがして異様な光景を呈した。各種のショック療法、持続睡眠療法その他あらゆる治療を試みたが、効果は一時的なもので

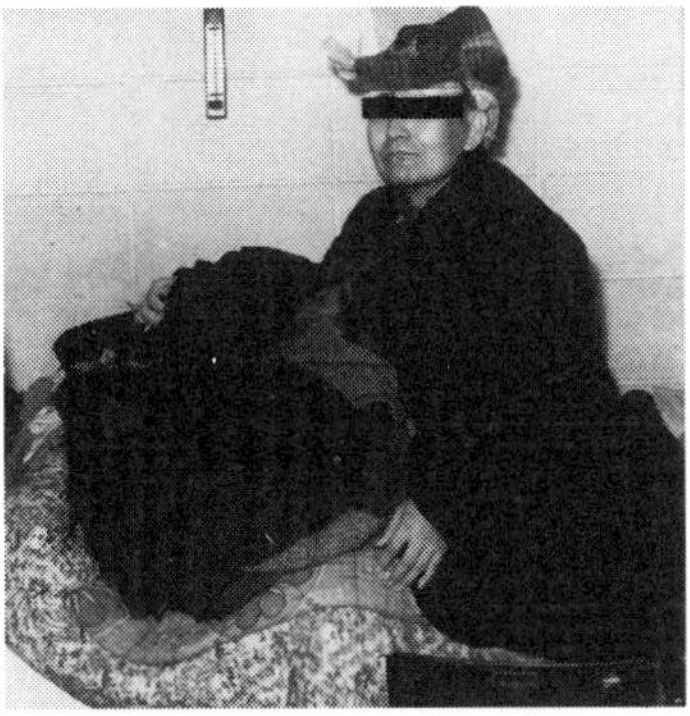

写真 2-a
55歳男性畏寒症患者。暑い夏でもオーバーを着込み、毛布や布団をかかえてベッドから離れない。1972年撮影。

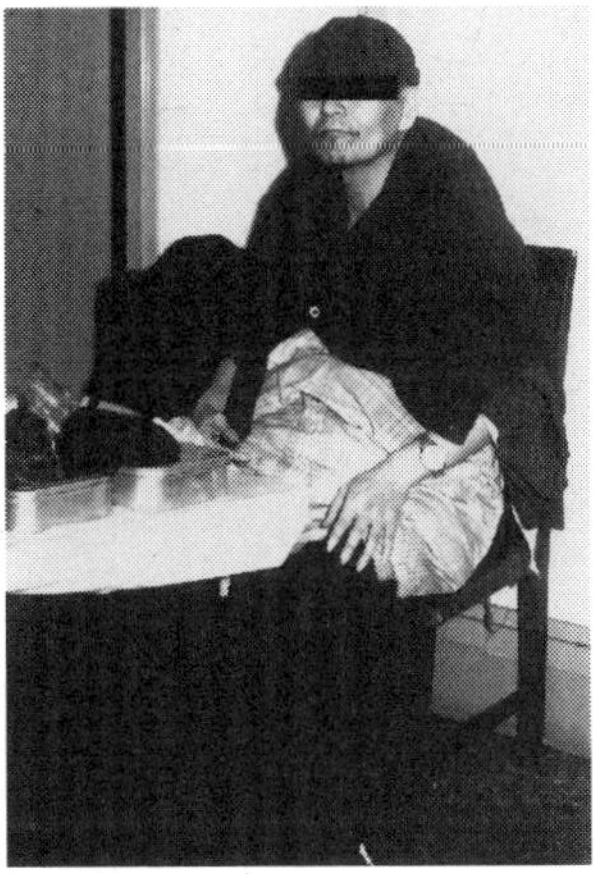

写真 2-b
腹部と頭部がとくに冷たく感ずる。最初西瓜にあたって下痢をしたとき、全身寒冷を覚えた。

しかなかった。一九五三年から一九六五年のあいだ病状の消長を繰り返し五度入院した。一九六五年七月彼はついに病院に住み込んでしまった。戦時中、国家に尽くした軍人は、国立大学病院が世話をするのは当然だと主張し、繰り返しどのように金銭を失い、挫折と憂うつに悩んだかを日記に記述し、さらにひとびとにしゃべった。L君はいかにも未成熟な、依頼心の強い、頑固なそして演劇性に富んだ態度を示した。少年の頃から性的障害があり、彼は父の遺伝体質の欠陥を受けついだものと信じた。それを「腎虚」、「性弱」ということばで表現し、また寒冷恐怖は生命力を喪失するのを恐れることだと説明した。

彼の寒冷恐怖は、台湾に渡った後、家族と別れ、持ち金を失い、軍籍もすでになく、同棲した女性に捨てられ、父親の死の報せに接し、これらの連続的なできごとのために依存対象を次々と失い、生きていく安全感をおびやかされたことを意味する。失望と憂うつの末に選んだ退行性の疾病である。

彼が病室に滞在中、多くの外国人精神科医が訪れて来たので、例外なく皆さんにL君を診てもらった。文化結合症候群のこの特異な症状に各国の精神科医たちは目をみはった。アメリカ精神科医の半数以上は何年も続く彼の寒冷恐怖を精神病性の妄想とみなし、単一妄想を示す妄想性精神病とするのが適当だとした。このような症例がわれわれの病室にいたので、加藤正明氏が台湾大学精神科は観光病院のようだと冗談をいわれた。

Ｌ君は一九八〇年まで、計二二年間われわれの病室にいたが、六三歳になったとき、新設された退役軍人病院の精神科が真新しくてきれいだという理由で、退役軍人の身分を復活させて退院していった。数年後Ｌ君の死亡を伝え聞いたが、それは退役軍人病院を退院したのちのことだったという。荻野恒一氏はＬ君にとくに興味を持たれ、氏のいう「故郷喪失」説にぴったりあてはまる症例だとした。喪失感が寒冷恐怖に象徴的に表現されたと解することができるからである。

本性例は、ＤＳＭ－Ⅲ－ＲおよびＤＳＭ－Ⅳのケースブックに収録されて(27)、Frigophobia の項に記されている。診断として、ＤＳＭ－Ⅳには 300.81 鑑別不能型身体表現性障害を当てはめている。

畏寒症症例2

Ｈ女は四七歳、既婚、広東省客家人である。三五歳のときはじめて寒冷恐怖にかかり、二度入院したことがある（写真 3-a,3-b,3-c)。農村の大家族の裕福な家庭で、六人兄弟姉妹の五番目の末娘として生まれた。養女に出されたがたいへん可愛がられ、幼児に喘息持ちの養母を毎晩見守った経験がある。師範学校を卒業し、かつて教職についたことがある。十八歳で商人に嫁ぎ、一男一女をもうけた。二一歳のとき夫と台湾に移住の下見を目的にやってきたが、帰れなくなり、二人の子供を大陸の親族に託すままになった。移住後さらに二人の女児を生んだが、流産や死産を数度繰り返したあとであった。三四歳のとき四歳の娘が病死し、自責の念にかられたH女は非常な精神的ショック状態に陥った。翌年三五歳でまた死産をした。それからまもなく風邪をひいたあと寒冷と「風」に対する恐怖感が起こり、徐々に服を多く重ねて着るようになった。約十年間病状は起伏の多い経過をたどったが、最近三年間はとくに重く、一日中頭をタオルで巻き、首にはタオルかスカーフを巻きつけ、胸に数着の衣服類を押し付けるようになった。話をするときは口を手やタオルで覆って風が口の中に入らぬようにし、ときには日中も布団にもぐりこみ、窓を閉めきって一切外出しなくなった。終始、夫につれられて医者を尋ねまわり、「補薬」と「補針」を受けた。

入院後、抑うつ状態に対する抗うつ剤の使用により、一時的な症状の改善が見られたが、すぐに畏寒症は再発し、不安状態と退行状態を伴った。H女は何度も経験した死産と流産ですっかり体の健康に自信をなくし、それに加えて未熟さ・頑固さ・依頼心・猜疑心・児戯性などを示した。発病によって元来の性格傾向が嵩じたものと思われた。夫

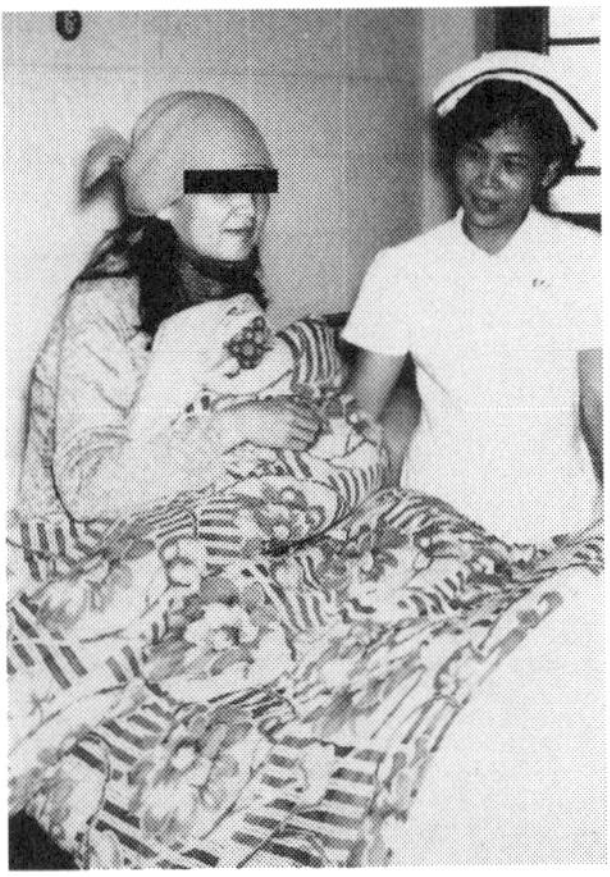

写真 3-a
既婚女性、1972年撮影、当時45歳。
畏寒症、すなわち寒冷恐怖症である。

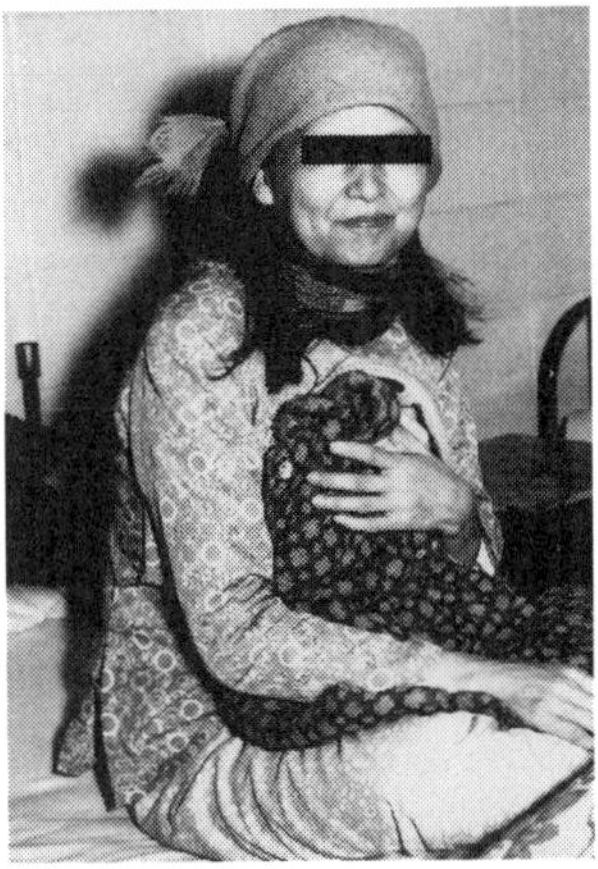

写真 3-b
いちばん寒いところは頭部、首、
胸部、腹部などである。

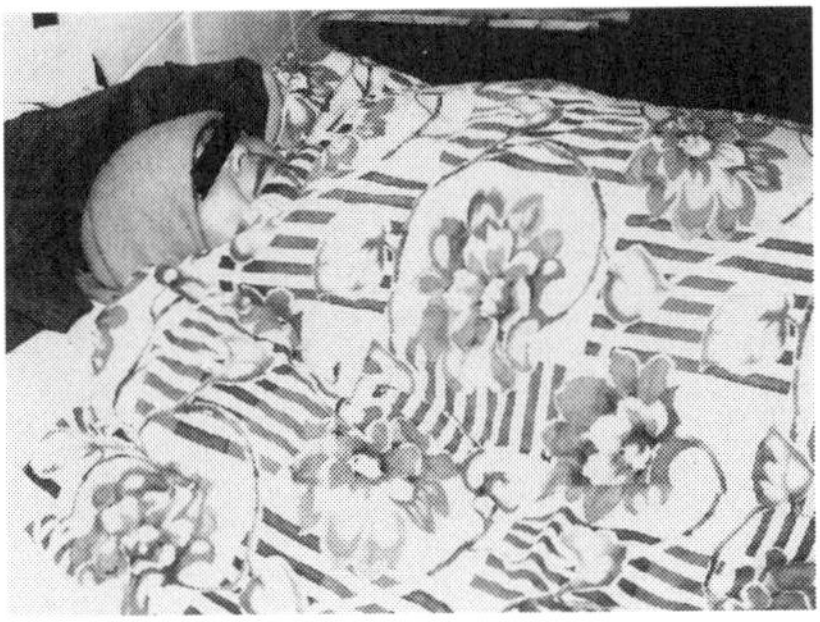

写真 3-c
うつ状態を示すと患者は退縮する。

をはじめ、周囲の人たちとの温かい交流がなくなり、適応不良の状況であった。繰り返し自分の虚弱をなげき、相変わらず寒冷を畏れ、「虚汗」をかくのをとくに恐れた。汗とともに「元素」が流出すると信じた。

本性例は共存疾患として反復性うつ病性障害（ICD-10, F33）をともなう畏寒症で、予後が悪く、病状軽快の程度で退院した。

中国人は「陰陽寒熱」の説を深く信奉している。腎虚、「血液虚欠」は病気の元で、「虚」とはすなわち「涼」、「寒」および「風」と密接な関係を有する。「虚」の最終結果はすなわち死亡である。寒冷恐怖が畏寒症の精神病態であって、その発生は中国人の健康と疾病に関する伝統観念に根ざし、寒冷の恐怖を抑えるために体を温かく保持しようとし、ついに夏にも厚い衣服をまとうという過剰反応をする。また同時に恐れのため、多くの薬品薬草を摂取する。これを「進補」という。人参・栄養剤を使って「元気」を増加させ、身体の虚弱化を防ごうと努力する。症例の数の上からは畏寒症のほうがコロよりも多数発生していたと記憶するが、両者の間に次のような共通点があった。

①コロも畏寒症も身体「気力」の喪失を恐れており、この恐怖を身体の特定部位の象徴的欠陥でもって表現している。
②症状を体力・精力の欠損または虚弱、すなわち陰陽の不調和の結果だと解釈している。
③いずれも種々の精神病・神経症または人格障害などの精神症状を伴う、すなわち診断基準分類の中のいずれかとの共存疾患（comorbidity）である。
④感情的または経済的脅威が症状の出現にあずかっている。
⑤過剰に「補薬」その他の秘法を求め服用している。
⑥いずれも親の過保護のもとに育ち、良好な父親像に欠けている。

両者が異なる点をあげると、次のごとくである。

①恐怖の対象が異なり、コロの恐れは陰茎、精液および血液などの陽性物質の喪失で、畏寒症は陰性元素である「冷」や「風」などの侵襲が不良結果をもたらすことへの恐怖である。
②コロの症状は性器官を主とし、畏寒症は全身のとくに寒熱に敏感である場所といえ

よう。

③コロは妄想と親和性があり、畏寒症はうつ病、強迫神経症、またはヒステリー性格傾向と関連することが多い。

④コロの患者は攻撃性に富んでいるが、畏寒症の患者は一般に強迫的、完全主義的、神経質、受動攻撃的傾向を示す。

⑤コロの患者はいわゆる酒乱、賭博などの逸脱行動に傾くが、畏寒症患者は社会的引きこもり型が多い。

⑥コロ患者は幼児期に母の十分な愛を受けておらず、畏寒症患者は母親による過保護が目立つ。

「元気」の虚弱の観点は中国文化ばかりでなく、たとえば古代ギリシャの体液学説に血液・黄胆汁・黒胆汁と粘液などの病因説があったし、インドのアーユル・ヴェーダ医学は、風（vāta）、胆汁（pitta）、および粘液（kapha）の理論があって、心身健康をこの間のバランスと相互強調の中に見た。これらと中国人の陰陽学説とは一種似通ったところもあるが、典型的なコロと畏寒症に関する限り、これらは中国人特有の疾病というべきである。

この二十数年の間にコロと畏寒症はわれわれの臨床から完全に姿を消してしまった。いいかえると特異な症例はすべて老齢化してしまい、昨今の台湾の中年層以下の人たちの間にはもはや陰陽の影がなくなり、漢方医学へのこだわりは形骸化してしまったかのようである。もともと原始的とされたもの、伝統的なものだけが文化結合だと考えられていて、文化結合症候群といえばそのような古い形態、将来は結局のところ消失してしまうようなものだけを文化内容として指す向きがあった。しかし早くから現代社会裡に出現している新手がいて、それも文化結合症候群と認められている。たとえば拒食症である。拒食症は先進国内で流行し始め、過食症、肥満、薬物乱用など広い範囲の問題へとひろがっている。

III　憑霊現象

われわれの社会には今なおシャマニズム思考が根強く存在し、シャマン的職能者が数多く活躍している。シャマンは意図的に意識変容状態に入り、トランス（trance）において超自然界と交流し、往々憑霊現象（spirit possession phenomenon）を起こし、カミがかり体験をする。職能者として存在し、神意をひとびとに告げ知らせる働きをする。日本では青森県南部地方のイタコ(29)や、沖縄のユタ(30)などが有名である。

台湾・マレーシア・シンガポールのシャマン的職業者はすべて霊媒型であり、台湾の童乩(タンキー)も憑霊状態となって霊界と接触し、役目を果たす人物で、広義のシャマンと考えられる。ほとんどが男性である。彼らは各地の寺廟に所属しており、その数は万を越す。おびただしいカミガミのうち、英雄賢者たちの霊と祖先霊とがもっとも多く憑依し、タンキーはトランスに入り、儀礼を通じて死霊の意志の伝達・口寄せ・予言・卜占・治療の指南と処方などを行う。トランスに入ると激しく震え、動き回り、無痛覚となって身体を損傷し、健忘を残すのが特徴である。シャマン文化に彩られた一定範囲内のいわゆる中核的憑依現象は世界中どこでも一般には疾病として認められない。ただし例外として、沖縄のユタが修行によりトランスに入る技術を身につけてシャマンになるときカミダーリイ(巫病)にかかるとか、韓国のムダン(Mudang)なども修験病(initiation sickness)にかかると報ぜられている(31)。

一般には文化結合症候群であると報告された多くのケースは、このシャマン的憑依現象を通り越すある時点があって、そこから病気になる。ICD-10およびDSM-Ⅳの両方とも新しくトランス憑依障害として疾患の地位を与えている。

臨床でときおり憑依現象を見受けるのは、ひとびとの信仰心のあつい南台湾地域である(32)。そこではタンキーが活躍し、不幸や病気を憑きもののせいとみなす、いわば憑きもの文化が存在するところである。世界の三大コンテナ港の一角を誇る高雄港は巨大な加工業区を控えている。しかし繁栄に支えられて大小の寺廟が林立し、タンキーの大活躍の場となっている。憑きものが台南・高雄・屏東一帯にもっとも多く見られるゆえんもそこにある。妄想には奇想天外なものが多いが、カミガミがその内容に関与するとまったく複雑怪奇になる。高雄の南方、屏東県の沖合い十五海里の位置に小琉球《シャオリュウチュウ》といういうさんご礁の小島がある。面積六・八平方キロメートル、人口約一万四千人、ほとんどが漁民である。道教の主神のひとつである王爺信仰が大変厚く、廟はもっとも重要な民俗信仰活動センターである。以下に妄想型を呈した患者二例を紹介しよう。

憑霊現象症例1

A君三二歳、三児の父親である。大家族の次男で、中学を出て以来フェリーの乗組員として働いている。A君の父親は元漁船船長で、また島のある大寺廟の組織会会長であった。その父がモーターバイクを運転中にトラックにはねられて死亡した。その前に廟の修繕費用について父と他の役員たちとの間に確執があり、会長退任の時期が来ても、父は建築用基金を新会長の手に渡さなかった。

家族は父の事故死が何者かの策謀によるものと解して警察に訴え出たが、証拠がないと却下された。父親の死への反応はA君がもっとも強かった。彼はしばらく抑うつ状態であったが、父の葬儀の日（死後二カ月）急に号泣したかと思うと大声で笑い、死んだ人は彼の父ではないと言い出した。何かわからぬものの精霊に憑かれていると言い、暴れたり体を傷つけたりし、落ち着かず不眠が続いた。

母親がタンキーを招いて託宣を請うた。この霊媒は、A君が悪霊を冒した（沖犯《ツォンファン》）ために取り憑かれたのだと説明し、悪霊駆逐のため次の事柄を家族たちにすすめた。一つ、A君が誰からも怒りをかったり、暴力をふるわれないように注意すること。二つ、父親の埋葬（土葬から本葬まで数年の間隔がある）が終わるまでA君が家にいないこと。もしこの家におれば他の悪霊が次々と襲ってくるであろう。

そこで、彼は高雄市の親戚のもとへ預けられた。その後も引き続きタンキーの施術を経験したが、不穏・興奮状態と乱暴行為が続き、半年後にA君の兄が初めて高雄の病院の精神科へ彼を連れてきた。診断はトランスおよび憑依障害（ICD-10,F44.3）とされた。

治療中、A君はどんな悪霊が彼に憑いたのかはわからないという。おそらく何かの悪霊か、わびしいお化けが憑いたにちがいないと考えた。憑かれることの感覚を彼は自制力が引き抜かれていくようだと説明した。自分が何をしたかをほとんど覚えていなかった。

小琉球では、タンキーはもちろんのこと、一般人でもトランス・憑依状態に陥ることは日常茶飯事である。A君が子供のころ、王爺の祭り（拜々）のある日トランス状態になって超自然界と接触した経験があるという。A君はこのことについて父親に、自分もタンキーになれるのではないかと聞いたことがあるが、父親は、選ばれてタンキーになるのには素質がなければならないと彼を諭したという。

A君の妻は、彼があまりに優しい心根をもっているので悪霊に取り憑かれたのだと考えた。ソフトな謙虚な心には悪霊が乗ずる隙があるというのである。A君と母親は、彼の父親が廟内でかつてある死者の霊に憑かれたのだと想像した。そして父の死後わびしく放浪する霊となったその死霊が今度はA君に向かってきたのだと考えた。しかし一方では、母親は、父親の廟でのトラブルのあと、家族がしばしば警察官に会ったことがストレス因だとも考えた。彼らにとってのストレスの最たるものは、父の死後殺人犯が挙げられなかったことであった。半年後、憑依症状が消えた時点でも、A君たちは彼の身に起こった事柄は超自然界の出来事だと信じていた。

三年後、王爺の祭りの日、死んだ父親の霊が憑いたというタンキーが現れた。それによると父親の未解決事件が王爺に取り上げられ、神託が降ったというのである。主神のお告げとは、「汝らは殺人犯に対して超自然力を借りて復讐をしたいのか」または「物事を平和裡におさめるのか」のどちらを選ぶか。後者を選べば父親は天国の衛戍将軍に封ぜられ、子孫が永久に祝福されるのだと。家族は後者を選び、次の「拜々」の日のために父の神像を安置する計画をした。廟の建設基金は、正義者のみが使えるとして返還しなかったが、村の誰ひとり文句をいう者はいなかった。A君はその後民間治療師の修業を志した。

憑霊現象症例2

G女は今年六〇歳になる。赤貧の家庭に育ち、小学校を出て二三歳で同年齢の夫に嫁ぐまでは、野菜を売り、石鹸を売った。小さいころから気が強く、まじめ・几帳面で、説得力もあったという。夫は高校卒で、製糖会社に勤めていた。夫婦とも勤勉で、体面を重んじた。

彼らは三四歳のときに高雄市郊外の土地を手に入れた。その土地に古墓があって、風水師によるとそれは吉運をもたらすはずだった。ところが植えたみかんやぶどうの収穫はなかった。次に多角家畜業に切り替えたところ、それが成功した。G女には経理の才能があった。夫婦は成功のすべてはカミのおぼしめしだと信じた。事業はますます手広くなった。家の中には所狭しと仏道教の神像が立ち並び、夫婦は子供たち五人にそれらを拝むように命じた。数カ所の寺廟の「拝々」にも熱心だった。

五〇歳のとき彼らは広げすぎた事業が傾き、破産した。このことは、彼らの土地にもたらされた悪鬼のいたずらのせいだとタンキーは言い、G女はそれを信じて納得しようとした。しかし、やがてG女は自分が百鬼の迫害にあっていると言い出し、もともと邪神である青竜公子が彼女に乗り移って彼女を護り、彼女自身が通天大法師に変身したのだと主張した。借金がふくれ上がり、さらに夫が背信罪で数週間投獄される事件が起こった。

G女は青竜公子を彼らの土地と古墓の守護神であるとしただけでなく、家族全体の守り神だと信じた。菜食し、瞑想の姿勢のままで寝た。瞑想によって超自然力を得ようとした。五四歳のとき、彼女は超自然力を得たと言い、また青竜公子の指示を受けたと言って空気中の金を凝縮採取する「天宝地庫」という機械を作った。ひとびとを救うための製薬所を建て、「金火爐」「金鐘臼」「八将何」なるものを置いた。夫と「天宝道光寺」という廟を建て、その周りに目に見えぬ「天羅地網」を張りめぐらせた。

それからの五年間、G女は万敵である百鬼から守るために四〇種もの武器をこしらえ

光棒」などなど。夫はG女と行動を共にした。そのうち彼も奇妙な現象を体験したり、青竜公子が見えると言い出した。二人は建てた廟に多額の金銭を使ったのである。たとえば妖怪を脅す「克霊鈴」、「太陰宝剣」、「太陽宝剣」、G女が持つ「金

彼ら夫婦が五八歳のある日家にボヤがあった。G女はそれを「金馬仏陀」の殺意だとした。G女夫婦と邪鬼との戦いはいよいよ熾烈を極めた。彼女は十一日間、何も食べず廟と古墓を守った。自ら法衣をまとい、武器を携えた。五九歳の春、神から彼女を「通天大法師」に任命するという託宣があり、その就任式が重々しく挙行された。式典に臨んだ彼女の姿はきらびやかだった。これより彼女は万病をいやすタンキーとなったのである。家族もそれを信じた。

G女はますます神経質になり、疑い深く、ときには恐怖におののき、机の下やトイレに隠れたりするようになった。室内に数日こもったままでいたり、独り言を言い、拒食しだした。この時点で家族はG女が行きすぎ（走火入魔）であると判断し、みんなで精神科を訪れた。即日入院となったG女は病室で水をまいたり、瞑想したり、トイレにナースと一緒に隠れようとした。六カ月の入院期間中にも外出しては四度タンキーに通った。宗教妄想、被害妄想を主とする妄想症（ICD-10,F22.0）とされた。

Ｇ女夫婦はまさしく二人精神病（folie à deux）である。妄想が薄れていくにつれてＧ女は退行状態を示した。彼女は精神科治療を受け入れたが、他方では廟の加護に感謝した。彼女に憑依した「青竜公子」は実際は悪鬼であって守護神ではない。最初のうちは隣人たちにも信じられていたＧ女の「青竜公子」憑依も、悪鬼の守りという常軌を逸した考え方なので、時が経つにつれ、周囲のひとびとに拒絶されていった。

タンキーの儀式もさることながら、それを習う信徒も、臨床に現れる憑依妄想の患者も、一様に台湾の憑依現象はドラマティックである。それぞれに多くの合理化がなされるが、その合理化の内容こそが文化風俗的味わいなのだろうか。

憑依するものは守護神であったり、邪鬼であったりする。邪として経験することを「附身」「沖犯」「纏」「控心（心をえぐる）」などという。侵害する邪鬼はほとんどが人霊である。具象化された「白虎星」「天狗星」、まれには孫悟空なども憑依するが、生きた動物は憑依しない。沖縄を除く(33)日本の各地に狐や蛇などの憑依が普通に知られているが、台湾の憑依に生きた動物が入ってこない。死後畜生道に落ちる者は人間に食われる動物になる。その動物たちが人の霊界の使者とはなりえないであろうと筆者は想像する。

Ⅳ　文化結合症候群後記

一九四〇年代の比較精神医学の実地調査やその後の各地での文化観察から多くの文化結合症候群が報告され、社会・文化精神医学の分野はおおいににぎわった。台湾でも一斉調査の地域訪問中に台南安平市で、誘発性ヒステリーに属する女性たちに祖先の霊が憑依する邪病（hsieh-ping）が発見され(34)、また台湾北部タイヤル族の調査中、急性驚愕反応であるウットク（utox）の数例を観察し報告した(35)。いわば世界各地で今までに多種多様な、現代精神医学すなわち西欧精神医学の診断基準にあわない症候群が観察されたのである。しかしその多くが、たとえばわれわれが診たコロや畏寒症などは、すでに臨床において二十数年前から姿を消してしまった。また文化結合症候群とは考えられていなかったカタトニーやヒステリー大発作も姿を消してから久しい。言い換えるとわれわれの現代社会は、文化結合症候群が多彩に組み立てられないように変化を起こしてしまっているわけである。この変化の本質はやはり社会も人の思考も行動様式もすべて欧米化一色に単一化されてしまったのかと思わせるものである。

一部学者の批判は、文化結合症候群の各種報告が後をたたず、あたかもそれが診断の博物館のようになっているとか、西欧医学の基準で他文化の精神症状および徴候を診断するのは不当であることを述べたが(36)、筆者はそれとは別に、カテゴリー錯誤などときめつける必要はなく、西欧医学の視点に立った診断基準と、各地域文化で彩られてあらわれる特異な文化症候群の名称とを両立させて二重診断（dual diagnosis）として採用すればよいと考える。ケースによってはこの二重診断は共存疾患、例えば強迫神経症と畏寒症、である場合もある。神経性無食欲症、外傷後ストレス障害（PTSD）などが現代文化結合症候群であると考えるのも至極当然なことである。要は、文化結合症候群の発見および報告において、駆けずりの調査旅行で見聞きした紀行文式のものは避けたほうがよく、十分な配慮のもと、じっくりと臨床観察と治療を行なった上で報告をするのが妥当というべきである。

第四章　社会・文化精神医学の系譜

I 社会・文化精神医学の三主流

精神医学の軸である臨床精神医学は過去百年あまりの間に、記述精神医学・力動精神医学・生物精神医学と大きくその主流の転換を示した。臨床精神医学から視野を大きく、環境・社会地域に向けて拡大したのが社会精神医学であり、文化精神医学は社会精神医学の一枝と考えられた。社会精神医学にはまたさまざまな名称を冠した精神医学が派生した。すなわち病院・総合病院・家族・地域・産業・司法などの精神医学である。これらはそれぞれ独立した学会を形成していったが、たがいに独立・無縁であったわけではない。非常に混沌とした広い分野に発展したので、社会・文化精神医学がどのような経路をたどったかを、その系譜の三つの主流を以下に述べようと思う。

[A]比較精神医学から計量精神医学へ

まず二〇世紀初頭のE・クレペリンの比較精神医学から始まる。彼は一九〇三年十二月にジャワにおもむき、現在のボゴール（Bogor）精神病院に四カ月逗留し、その地域の患者を観察した。翌年、彼は紀行文を発表した。その中でジャワの患者とヨーロッパの患者が示す精神疾病像の相違と類似について述べ、比較精神医学を提唱した。彼の観察の主要内容は、ジャワ人にも西欧人と同じ早発性痴呆（統合失調症）が存在すること、ジャワ人に典型的なうつ状態は皆無に近く、あったとしてもごく軽症で、しかも一過性に出現するのが一般である。うつ病患者に罪責念慮は一度も認められたことがない。また、アモクおよびラターなどの文化特有の疾病が存在することなどであった。

この比較精神医学（comparative psychiatry）、そのほかにも民族精神医学（ethnopsychiatry）などの基本概念が、一九三〇年前後にヨーロッパ各国で精神疾患罹患頻度の調査ならびに比較研究へと発展していった。特定地区内の人口の一斉調査法を用い、各種精神疾患の発生状況を調べ、その頻度を各国の調査結果と比較し、精神疾患の社会・文化環境要因を探求しようとしたのである。同様の研究はアメリカでも施行され、一九四〇年前後には内村・秋元らによって日本でも実施され、台湾では一九四六年以降の連続調査研究（最後の補遺の章で説明する）が進行し、Formosan Study として知られるようになった。

精神疾患の罹患頻度の研究は、一九五〇年代に出現した精神疫学（psychiatric epidemiology）に受けつがれる。ＷＨＯがこの研究を重要な主題として取り上げ、一九六〇年代になると精神疫学の名称が定着し、この頃より各国から、過去の精神疾患罹患頻度の研究において、各国の使用する診断基準・研究方法とその深度などがばらばらで、研究調査結果は比較に堪えないとの見解がひろまった。ＷＨＯ精神保健部は世界の斯界の学者を集めて、国際間診断標準および統計に関する世界の専門家会議やセミナーの開催をし(37)、国際疾病分類ＩＣＤの制定および改定を行った。一九六六年に始まったＷＨＯの世界九カ所の研究センターによる統合失調症の国際的予備研究(International pilot study of schizophrenia, IPSS)と、数年後に施行されたうつ病の国際研究とは、その後のＷＨＯを中心とした国際共同研究の起点となった。米国精神医学会は独自の疾病分類マニュアルＤＳＭを作成し、さらに改定を重ねたが、現在のＩＣＤ-10もＤＳＭ-Ⅳもさらに新しい改訂版を作成しようとする動きがある。

世界中で使用可能な疾病分類基準があってこそ初めて精神疫学による比較が可能であるという原理から出発して、一九八〇年代にＤＳＭ-Ⅲを基準として国際比較調査研究がなされ、現今の文化比較研究のデータは主としてその時代の報告に基づいている。精神疫学それ自身が独立した国際学会を持ち、コンピュータを使用した奥深い統計理論を駆使して資料の処理を行っている。こうして計量精神医学と呼ばれる領域が誕生し、首座を占めようとしている。以上の動向は社会・文化精神医学の研究部分の主流をたどる経路であるといえよう。

[B] メンタルヘルスから地域精神医療へ

メンタルヘルスから地域精神医療への発展は、一九二〇年代のアメリカの新フロイト派の影響に始まる。幼児の精神発達理論を根拠にした小児ガイダンス・センターの開設と小児精神医学の発展が基礎となった。一九二八年公衆衛生機構のなかで、その組織系統に参加して精神疾患の予防理論を地域の精神保健に実践する試みがなされた。これが地域精神保健（community mental health）の始まりである。一九四〇年代のアメリカでは精神分析理論を基礎に力動精神医学が臨床精神医学の主流となり、一九五〇年以降この主流は強力に全世界へ浸透していき、人間行動理論の原則・面接法・防衛機構・分析精神療法などが卒前卒後教育の主要内容となった。ハーバード大学のE・リンデマン氏は、当時ボストンのココナッツ・グローヴのナイトクラブで焼死を遂げた多数の罹災者の家族の悲哀反応（grief reaction）を観察し(38)、危機介入（crisis intervention）の概念理論を樹立し、またG・キャプラン氏は三段階にわたる精神疾患予防理論とメンタルヘルス実践におけるコンサルテイションの技法を説いた(39)。彼らの理論とサービスの原則はその後の地域メンタルヘルスにおける手本となった。精神医療とメンタルヘルス・サービスにおいて多職種間のチーム医療（interdisciplinary team-work）の形成が慣例となった。

一九五〇年代のアメリカで、社会学者が精神医学者の協力を得て社会精神医学の研究領域を創り出した。広い範囲に精神疾患の社会環境要因を研究しようという気運が高まった。なかでも病院精神医学と名づけられた分野では、社会科学者と精神医学者らによって精神病院の特殊小社会に対する解析が加えられた。精神病院内で患者がいかに医療スタッフの権威的態度に接しているか、また医療スタッフ仲間にどの程度の協調性があり、それが治療効果にいかに関係するかなどが報告された。イギリスではM・ジョンズが提唱した治療共同体（therapeutic community）の概念が有名である。これらの精神病院の研究成果は、精神病院の監禁を建て前とする考え方に大きく影響し、患者の社会復帰の方向転換に寄与した。一九五〇年代にはすでに精神科病棟の開放原則（open system）が実施に移され、徐々に広まっていった。デイ・ケアなどの社会復帰のための制度やセンターが作られ、作業療法と集団精神療法が主に慢性精神病患者の復帰の上に応用された。

ここで大事なことは、一九六三年にJ・F・ケネディ大統領によって地域メンタルヘルスセンターの法制が発布されたことである。当時六〇万病床を超えるアメリカの精神病院病床数は、大型州立精神病院への集中入院の結果であった。この過剰入院患者を地域に押しもどす、すなわち脱施設化（deinstitutionalization）を進行させ、地域に新設置された全国五〇〇あまりのセンターが退院した患者たちの社会復帰のケアをすることになった。精神病院の入院患者数は欧米各国ともに減少し続け、今日では世界各国で精神病院病床数は人口一万人につき五床から十五床の間に落ち着いたようであるが、日本だけは例外で、人口一万人中約三〇床を保っている。一九六〇年代にはこのような慢性患者の社会復帰に活動の主力がおかれ、新たに地域精神医学（community psychiatry）の領域と名称が定着した。

独自の発展をしてきた従来の司法精神医学は、主として精神鑑定と病人犯罪者の処遇について論じてきたが、一九八〇年代からアメリカで法律と精神医学がインフォームド・コンセントや尊厳死などの新テーマを含む領域の討論をひろめ、法と精神医学（law and psychiatry）として医学倫理学とともに卒前卒後教育の重要内容になってきた。

第二次大戦後各国で精神保健法の制定が進行し、日本では一九五二年にこの法律が制定された。韓国、台湾では精神保健法の制定は一九九〇年前後と出遅れたが、精神病院施設の整備が容易でなかったことと人材流出などの負の要因が強かったことなどによる。以上は社会精神医学の実践の部分を指すものといえよう。

[C]文化とパーソナリティ研究から医療人類学へ

文化とパーソナリティ研究（C–P　研究）は一九二〇年代後半期の文化人類学者らによる

アメリカ先住民の研究に始まる。一九三〇年代に心理学と精神分析学の研究方法が文化人類学に導入されて、文化の内容がいかに個人の人格形成と集団の心理形成に影響するかが分析研究された。一九四〇年代前半、第二次大戦中、多くの社会科学者らが動員されて世界各国の国民性格の研究に当たった。ひとびとは育児様式を通してそれぞれの国民の性格を習得し、また社会が期待する行動パターンを習得することによってその人格を形成していく、などの理論づけがなされた。一九六〇年代アメリカＮＩＭＨの文化とパーソナリティ研究部のＷ・コーディル氏は育児様式を、日米の母親と幼児の相互交流の直接仔細な観察記録からデータを取り、その分析によって育児様式がいかに日本人の性格と米国人の性格とが異なる面を呈するかを示した(40)。

文化精神医学の名称の範囲内にクレペリンの比較精神医学、あるいは民族精神医学、または民俗精神医学、さらに原始精神医学などといろいろ名づけられ、また一方では社会精神医学の一枝として教科書の最後の一章は必ず文化精神医学に関する一節で結ばれていた。社会科学者、主に文化人類学者の間では通文化研究（crosscultural studies）という名称が好まれたようであった。精神医学者と社会科学者とくに文化人類学者との共同研究で文化精神医学研究がすすめられた。一九六〇年代以後、アジア各国で精神医学者が北米の社会科学者と手を組んで研究計画を実施する例が多くなった。専門分野の異なる学者の共同研究にはどちらが主導的役割を担うかについての議論が絶え間なくあったようである。アジア出身の社会科学者は出遅れの様子であった。

一九六四年に筆者はE・ウイットカワー氏に師事し、モントリオールで一年間過ごした。一九五〇年代にウイットカワー氏はマッギル大学のアラン・メモリアル・ホールに超文化精神医学研究所を設け、H・B・M・マーフィー氏と共同で超文化精神医学（transcultural psychiatry）の仕事に取り掛かった。彼らは世界中の文化精神医学の有志者に研究論文の送付を依頼し、当該研究所との連繋を求めた。筆者が最初に与えられた仕事は、過去十年間に研究所に送られてきた四〇〇あまりの各国研究論文を整理分析することであった。その結果をまとめ一九六五年に「超文化精神医学」のタイトルで初めて論文を発表した(8)。この超文化精神医学については次節に別項目を設けて述べることにする。

周知のように一般社会は精神病患者に強い偏見を持ち、早くから特殊な評価のもとにレッテルを貼る（stigmatization）ことが多かった。それは人権にもとることもさることながら、患者の治療と社会復帰にたいへんマイナスとなった。これを主題に取り上げて、社会文化精神医学の領域で精神病患者・精神病院・精神科医療スタッフなどに対する一般のひとびとの態度の研究（attitude studies）が盛んになった。文化背景とこの偏見にもとづく態度の関係にいろいろと異なった特徴があり、それが医療全般に少なからぬ正または負の影響を及ぼしているという指摘が注目された。それが精神医療の範囲を超えて、現今社会の医療、すなわち近代医療そのものが、果たして非西欧社会で十分にその役目をはたしているのか、民俗医療や民間医療といわれるものの役割は非常に大きいのではないかという疑問が投げかけられた。このような見方から近代医療への批判として、医療人類学（medical anthropology）の新しいフィールドが登場した。これは一九七〇年代のことである(41)。

II 超文化精神医学

一九六五年当時の超文化精神医学論で提示した内容には、

①文化精神医学は単に一文化単位内に限られた精神疾患の原因・頻度および治療に関する文化的研究である

②超文化（transcultural）精神医学は文化精神医学の延長にあって、研究者の視点（vista）が一文化単位を超えて他の文化単位におよぶ

③通文化（crosscultural）という名称はいかなる地域でも研究対象を取り上げて比較すること

という定義があった。

超文化精神医学で用いられる方法論について次の事柄があげられる。それは本研究は

①精神疾患の質と量の比較文化上の差異についての研究に限定し、純粋な社会科学研究をふくまない

②精神科医と社会科学者が協同して精神疾患の頻度と特質を調べ、その差異に関与する社会・文化因を確かめる。たとえば伝統文化への固執と文化変容とが疾病の頻度と性質にどう関わっているかを確かめるなど

③あるいは観察者が診断学から離れて社会構造の中を見る。たとえば死亡・重度障害・身体疾患および精神疾患などに対する態度と感情的な反応を調べる

④研究の用いる具体的手法には、臨床観察資料・実地訪問から得た一斉調査またはサンプル調査資料・病院や裁判所または行政機関の記録・心理テストおよびアンケート調査表から得られた資料を用いる

などである。

超文化精神医学を論ずる上でさまざまな異論・質疑があった。まず第一に精神科診断の国際間の不一致の問題がある。これは前段の［A］項ですでに述べたように、診断分類基準に関する国際的研究に多大な努力が払われた。第二に、学者各自の背景の違いによる理論と方法にくい違いがあること。第三は異なる領域の学者間の共同研究の困難性、すなわち誰が主導権をもち、誰が研究協力者なのかについての確執がある。第四は面接における正確性に問題があること。とくに伝統的小規模社会での面接で、単純な言葉の翻訳だけでは正確な意味が伝達されない場合がある。第五は、心理テストも文化結合性（**culture bound**）がある。

以上のことから、超文化研究の資料は往々にして厳密性を欠く。集められた文献のうち、精神科医の報告が多数を占めるので、まず考えられることは精神疾患患者の症状と頻度の面から文化的差異の検討を出発点とすることが適当であろう。言い換えると社会文化的要素のほうから患者を論ずるのは困難なのである。また社会文化要因のうち、何が病原性（**pathogenetic**）で何が病像形成性（**pathoplastic**）であるか、具体的にははっきりしないという批判があり、社会文化的要素とは主に病像形成性のものであるとする人が多い。しかし超文化精神医学の立場は、文化要素もまた十分に病原性であることを主張する。

　超文化精神医学の分野は、精神科医として異なった文化背景の中で起こる精神異常とはどんなものかを理解することに貢献できうるという立場である。基本人格の形成、文化に内在するストレス因、これらに対処する文化構造内に備わっている力動因などを問題として提起する。遺伝的・生物的・心理的パラメーターのほかに文化のパラメーターを加え、バランスのとれた観点からその間の関係の有意義性を考える。そして最後に精神疾患に関する病因論には次の三点があることを明記する。

①文化ストレスは原存価値指向（value orientation）から起こる。
②現存かつ併存する異なる価値指向の間の相克からストレスが起こる。
③価値指向の変容によってもストレスが起こる。

　一九七八年筆者は加藤正明氏の要請に応じて社会精神医学雑誌創刊号の「社会精神医学の動向」欄に「文化精神医学」の一文を提出した(42)。その中で筆者は自問自答的に超文化精神医学とは何かという疑問点を提示し、超文化精神医学とはどうやら文化精神医学の世界的実践を意味するもので、文化精神医学の先にある異なった領域ではないと考えた。一九六五年に提出した超文化精神医学は、当時マッギル大学の研究所の主催者が世界各地に埋もれている文化精神医学的観察や研究資料をできるだけ引き出して、それらに総合整理を加え、さらに各国研究者にフィードバックしようという目論見から作成した言葉の定義というべきものであった。その後数十年を経た時点においては、文化精神医学領域の研究は、急速に変化する社会におけるアイデンティティー危機（identity crisis）や文化摩擦の個人心理に与える影響などが研究テーマとして多く採用され、文化精神医学が他の領域よりも具体的に国際アプローチを必要とした。事実すでに数限りないほどの学際的・国際的研究の企画が取り上げられ、研究者たちの融合が学問の性質上さらに世界的実践へと向かわせていった。いいかえると研究者はすでにトランス化され、その視点（vista）はまた二文化以上におよんでいるという状況は普遍的なものとなった。いわば超文化精神医学の意味づけは急速に薄れてしまい、それゆえ、筆者は文化精神医学は華麗な言葉だし、それを使えばよいと説いたのである。また文化精神医学は社会精神医学の一枝であることを越えて、両者が姉妹領域であればよいと考えた。

III　価値指標とメンタルヘルス

筆者は疫学的マクロの見地から身体化症状（somatization symptoms）をしらべ、それをストレス値とし、伝統的価値指標（traditional value identification indices）および現代生活との高度接触（modern contact）の両者がストレス値を下げるのに有効であることを検証した。一九六〇年に始めた研究であるが、その後ストレス反応の疫学的見地から再検討した論文があるのでつぎに述べる(43)。

戦中戦後を通じてひとびとは強大なストレスを経験した。動乱の真最中には、個々人がこれからどうなるだろうかという脅威にさらされていた。戦後世界各地で難民が発生し、ひとびとはさまざまな形で移動した。難民や移住民を受け入れた先進国では、これら移住者たちに各種神経症や妄想反応が多数発生することが観察された。戦後の復興からこの半世紀の間に、人類は前代未聞の経済発展と技術的革新を遂げた。しかし国民の多くがこの急速にすぎる社会変化と文明の複雑化に適応できなかった。もともと都市化の激流下で、個人的、心理的準備が十分にできておらず、成熟した理性と感情発達に欠け、都市に移住したあとで不適応や社会問題を起こすものが多数いたのである。疫学調査では、精神疾患の罹患頻度の動態観察以外に、売買春・自殺・非行・薬物乱用などの社会病理もテーマとして取り扱ってきた。都市では対人関係の摩擦、恋愛問題、婚姻上のあつれき、職場での不適応などがあいつぎ、多くの場合それらに家族のサポートシステムの脆弱化がともなった。

都市化が大規模な人口移動を生み、工業化がひとびとをいやおうなく機械文明の内に追い立て、現代化すなわち欧米化は伝統価値システムを大きく揺るがし、爆発的人口増加と欲望の膨張が車社会、環境汚染を余儀なくし、ひとびとはつま先立てて生活するために過剰適応をやむなくされ、今日ではますます加速化する社会変化のもとでテクノストレスにさらされるようになった。景気低迷の時代が到来すると、耐乏生活を知らない人たちが失望落胆することになったのである。

第二次大戦後の移民はその潮流に乗った大勢の人たちに違った社会文化環境での適応を余儀なくした。一九六〇年代には、各国の留学生の異文化地域での心理的適応のテーマが多く取り上げられた。異文化との接触、具体的には異文化内で生活していくための諸問題の具体的解決が、今日でも多文化間研究の主要テーマに取り上げられていて、それを文化精神医学の実践と考えている人たちが少なくない。またたく間に各国に高齢化社会が出現し、長寿なるがゆえのQOL(quality of life)やタナトロジー(thanatology)、終末治療、緩和ケア、尊厳死などが討論の中心課題となり、さらに少子化社会問題が深刻化している。

現代生活では、急速に変化する社会の中での適応と異文化との接触が増大する。祖父江孝男氏の説明のように(2)、人の中核的人格（core personality）に本来不変の「自己」があり、個人の伝統的価値指標がその人格の深層にあって、心の拠り所となり、安全感をもたらす安全弁として働き、適応における自己決定能力の役割を果たす。したがって逆の場合、すなわち急速な現代化にあって伝統的価値指標を安易に放棄し、現代価値への同一化を急ぐとストレスに対する抵抗力が減弱すると考えられる。

一方現代生活との接触の度合いは、個人に十分な現代化の意味理解の機会を与え、現代知識の増加を意味する。一見矛盾するようにみえるが現代生活接触度の増強は、ただたんに現代的価値指標あるいは同一化へ傾くということとは同義ではない。一般に伝統価値指標の弱体化と現代生活接触度の増加は、おおむね平行するが、必ずしもそうではない。そして生活接触度の増加は、急速な現代化の中にあって個人の適応力の強化に役立つと考えられる。

したがって伝統的価値観を高度に維持し、同時に現代生活接触度が高められた場合、個人のストレス値はもっとも低く、反対に現代生活接触の度合いが低いにもかかわらず伝統的価値観を捨てて、現代的価値観への同一化を安易に急ぐとき、個人のストレス値は高くなると考えられる。カナダの文化人類学者N・A・チャンス氏がイヌイット民族に対して行った一九六五年の研究(44)から、現代同一化と現代生活接触とがメンタルヘルスに関連するという仮説を提起したが、彼の研究資料とわれわれが台湾で施行した精神生理反応(psychophysiologic reaction)に関する疫学研究資料(45)を再活用し、価値指標と現代生活接触の指標(インデックス)を互いに作成し、再検討ならびに通文化比較を行い、上記の仮説の実証を試みた。

台湾は、戦後に大陸から大量の移民があいつぎ、五十数年を経た今日なお出身地差別を取り除くための努力がなされている。この人口移動と社会衝撃がどのように精神疾患の発生に影響をおよぼすかが社会文化精神医学の新しい研究テーマとなった。一九四六年に開始された疫学研究の一連のものとして、精神生理反応研究(46)があるので、ここで簡単な説明を加える。

まず精神生理反応はDSM-IおよびDSM-IIで用いられていた診断名であるが、ストレスによって引き起こされる身体症状全部を概括した診断カテゴリーは、今日でも精神科診断システムにない。したがってここではできるかぎり、器質的要因を除外した身体感覚症状すべてを取り上げ、それを系統的に評価して、十分に日常生活障害をもたらしている身体症状をストレス反応と診断し、メンタルヘルスのインデックスとした。診断の裏づけとしてCMI(Cornell Medical Index)(中国語改訂版(一三六問))を作成し、それに伝統的疾病概念に関する五問を付加して実地に使用した。一方ストレスに関連する心理社会的資料表、家族構成表、症状記載表、面接表などを作成した(46)。

木柵は台北市近郊（現在は台北市の一区）の農村で、九村、二九、〇〇〇エーカーの地域で石炭、茶などが主な生産品であった。一七二八年に最初の福建系開拓民が入植したが、当時タイヤル族ブリシ社の先住民に頻繁に襲撃され、それを防ぐために木柵を構えたことからこの地名ができた。一八九五年の人口が二千人、一九四五年に一万人、大陸から移民が遷入した後一九五五〜五七年には学校や政府機関の一部が移転し、一九六〇年に人口が二万人に達し、一九六三年当時に移住者の人口比率は約四〇％に増加した。一方農業人口が三一％に減じ、若者たちの都市区への流出は顕著であった。各方面にわたって現代化と近郊化が進んだが、古くからの住民たちの間では伝統的家族関係と宗教信仰には変化がみられなかった。われわれが木柵を研究の場としたのは一九四六年からで、地域のひとびととの密接な関係が長い間保たれていた。本調査にも役場の数人の村幹事が毎度調査グループの家庭訪問の案内役をつとめた。

木柵二村を選び、三、七八四人の住民から十五歳以上の、性別、移住背景別四グループの、年齢区間人数をコントロールした（age-stratified）サンプルを戸籍登録から取得した。サンプルを各グループ同数の合計五〇〇名を目標としたが、最終的に四八八名が研究の母体となった。夕方から夜間にかけて家庭訪問を実施し、医師二名、ケースワーカー七名が調査に参加し、そのための家庭訪問は四カ月におよんだ。各対象にアンケート、面接法および臨床一般的身体検査などを行い、家族と健康相談をして、各平均二時間半の接触を保った。

診断のしくみは症状強度、症状持続期間、症状出現頻度の組み合わせによって障害度を判定し、それを1度から4度の段階に分け、そのほか器質的要因と心理社会要因の評価も行い、障害が3ないし4度に達した場合をストレス反応と診断した。その結果被験者の四二%が過去から現在にいたるまでの生活期間中にストレス反応にかかっていることが分かった。このストレス反応の出現頻度には年齢・性別・婚姻状況・社会階層・信仰・移住の有無とそのパターン・同胞序列および伝統的価値指標など多元的要素がかかわっていた。次にストレス反応と伝統価値指標との関係に焦点をあててみよう。

前記A・N・チャンス氏の北アラスカでのイヌイットの観察では、現代米国社会との接触が少ないにもかかわらず、それへの同一化を試みる人たちの個人適応障害度がとくに強いということであった。いいかえると、彼らの中で西洋同一化の比重が西洋社会の現実的理解より大であると症状が強くなり、一方西洋知識がかなり進んでいて、また伝統的生活様式に同一化している者は症状が少ない。すなわち後者の方は新たな行動決定に即実際的な基礎を持つものと考えられた。そこでこの仮説が木柵研究のデータからも実証できるのではないかと考え、筆者は伝統的価値指標採点表と現代生活接触度採点表とを作成し、それとストレス反応との関連を調べた。

前者の伝統的価値指標に宗教、言語、家族構成、個人および家族の社会・娯楽活動、疾病概念の各項目を用い、各項目に2ないし5点を与え、合計を14点とし、点数の多寡によって伝統的指標ランクを低・中・高の三グループに分類した。後者の現代生活接触度には教育レベル、住居、水道と浴室と台所とトイレの有無、家屋内の配置、個人および家族の社会・娯楽活動の頻度、隣人との接触、社会階層など各方面の要素を混合採点し、合計26点とし、現代生活接触ランクを低・中・高の三グループに分けた。伝統的価値指標の弱体化、すなわち現代的価値指標の強化と現代接触度の増加とは普通たがいに平行するが、例外も少なくない。

次に、伝統的指標ランクと現代生活接触ランクの各三段階の組み合わせ九組とストレス反応の関係をみると、両ランクがともに高いグループのストレス反応出現頻度は三二％でもっとも低く、両ランクがともにもっとも低いグループでは頻度が八二％にも達する。伝統的指標ランクが低ければ現代生活接触度は高く、逆に前者が高ければ後者は低いという平行関係にあるグループでは、すべてがストレス反応頻度では中間の位置にある。現代化していくときに、伝統的価値観をしっかりと守る者とそれを安易に捨て去ろうとする者との間には大きな差があって、いずれの時代においても新しい文化への適応のために自分が依拠する伝統的価値への同一化を確保することが大事であるという結果を示している。

ここでカナダのチャンス氏の研究事情を述べる。カクトヴィック（Kaktovic）はアラスカのフェアバンク北東四〇〇マイルの北極海に面したイヌイットの村である。孤立した一〇〇人くらいの村落である。狩猟と漁業が主な生計であったのが、近隣に政府の防衛レーダーが建設されて、生活が大きく変化し、たいていの男性が高給で雇用されたために周囲の村からも多数の移住者が流入し、現金経済が突如として出現した。一九六〇年代当時の変化であるが、この移住者の増加にもかかわらず先住民の家族関係はそこなわれず、村のリーダーたちは主として白人である政府関係者と村落民両方に対して友好的に立ち働き、レーダー完成後も七五％が継続的にサラリーマン生活を享受し、同時にもとの猟や漁業も営めるという状態を作り出したという。

チャンス氏らが使用したのはやはり改定ＣＭＩであり、現代的価値同一化（伝統的価値と逆）指標に①西洋的な活動に参加する、②洋食を好む、③洋式服装・髪型を好む、の三項目、そして現代生活接触度指標には、①正式教育年数、②英語能力、③居住地移転の有無、④入院経験、⑤サラリーマン、⑥マスコミとの接触、⑦国家警備隊・軍隊への参加、の七項目が使用された。研究対象は十七歳以上の住民五三名にとどまるが、通文化比較に十分に使用できる資料である。

ここで上記二種の指標間の相互関係を次の三グループに再分類する。

Ｘ：現代生活接触ランクが現代的価値同一化指標より高い度合いを示す。

Ｙ：現代生活接触ランクが現代的価値同一化指標と平行する。

Ｚ：現代生活接触ランクが現代的価値同一化指標より低い度合いを示す。

この三つの組み合わせ（three equated contact-identification group）法を木柵研究資料にもあてはめて両者を比較したのが図１である。イヌイットにおいても、また木柵住民のうち、とくに移民グループにおいても、Ｘに症状が少なく、Ｚに症状がもっとも多い。すなわちまったく異なる文化背景の研究資料によって、一つの仮説が証明されるという結果が示された。

以上がストレス症状を疫学的マクロの立場からみた研究のあらましである。総合すると以下のようになる。

①個人の伝統的価値指標は人格の深層にあって心の拠り所となり、安全弁として働く。

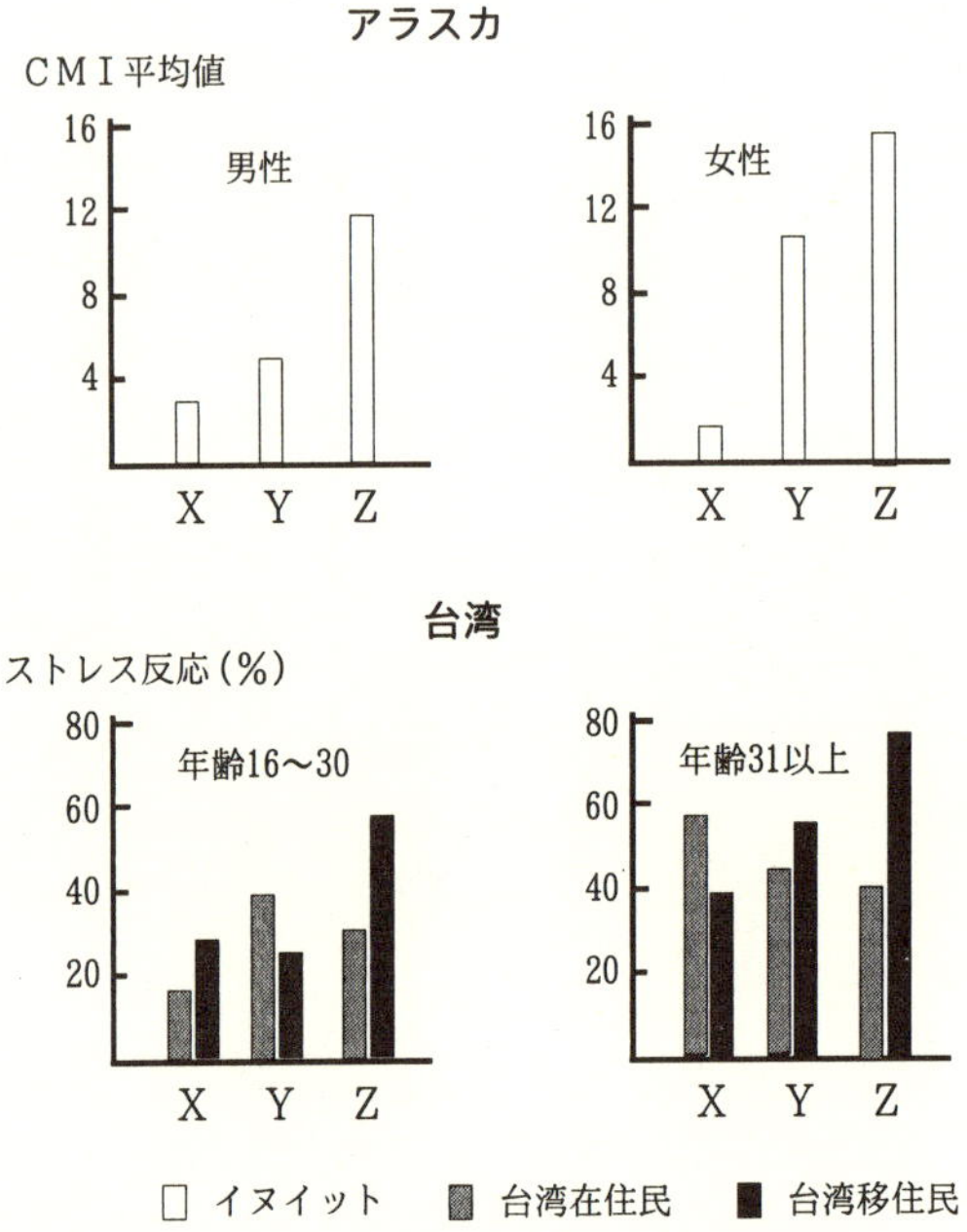

X：現代生活接触度＞現代的価値指標
Y：現代生活接触度＝現代的価値指標
Z：現代生活接触度＜現代的価値指標

図1　現代生活接触度と現代的価値指標の比重差と、CMI平均値／ストレス反応頻度との関係

したがって伝統的価値観を安易に放棄し、西洋同一化を渇望するのはストレスのリスクであり、それは過剰適応ともいえる。
②現代生活接触度は個人の現代知識とその理解度を意味し、急速な現代化の中での適応力の強化に役立つ。
③これと同時に、伝統的価値指標も高ければ、適応における選択決定の幅が広くかつ自由で、意識的に新旧両者の選択もまた可能で、新しい目標に向かっていくうえに文化的葛藤が少ないと考えられる。

第五章　精神症状の比較研究

I　東京と台北の精神病院入院患者の比較

疫学研究では地域の疾病性すなわち地域の病態の程度を知るために研究対象の選択と研究方法には、かなりの厳格性が要求される。実地調査による研究対象者との接触が必要で、官報報告や病院統計で事はすまされないであろう。民俗精神医学的事例の観察もやはり実地調査が基本的な方法となる。しかし文化精神医学の研究対象や方法はかなり伸縮自在で、われわれが日常接している社会・人間関係、治療対象者（もちろん人権問題を十分考慮に入れて）自体も研究の範囲であり、とくに精神科の診療記録は、それ自体がすなわち文化精神医学資料なのである。

病院記録は、一般に疫学資料として比較するに値しないと考えられやすい。それは各地域におけるその時代の病人の入院指向に影響され、病院記録はその地域の病態の程度全般を代表しないからである。これは加藤正明氏が繰り返し述べていた「事例性」と「疾病性」の間の関係である(47)。しかし次のように考えることもできる。というのはある地域で精神病院の門をくぐってくる患者たちは、すなわちその地域に発生する精神病態のもっとも重症な部分を代表する一群であり、もし二カ所以上の異なる地域文化の精神病院入院患者の代表数をとらえれば、十分に精神病態の比較を行うことができるということである。この場合比較する地域の共同研究チームが同一診断基準を用いていればそれにこしたことはないが、もし診断基準に差異があれば、統一された症状チェック法と分類を用いて克明な症状記載を行えば比較が可能となる。それには研究者が一堂に会して繰り返し症状チェック法の訓練ないし練習をする必要がある。ＷＨＯの統合失調症パイロット研究はこの原則を用いたもっともよい例である。

一九五八年に始まるアメリカ国立精神保健研究所（NIMH）のＷ・コーディル氏とＣ・スクーラー氏ら主宰の日本研究の中の日米精神病院患者の比較研究(48)は、以上のような考え方から出発した。一九六四年にコーディル氏が東京地区の五カ所の病院（晴和病院、興生院、日本大学医学部附属病院、青木病院、都立松沢病院）に一年間に入院した全患者九九四人の診療録資料を集め、さらに一九六七〜八年までの二年間に台北地区の三カ所の病院（台湾大学附設医院、仁済院、玉山医院）に入院した全精神病患者一、〇〇九人の資料を筆者が集録し、両地域間の比較を行った(6)。東京と台北地域患者の症状比較の結果を以下に要約する。（表５）

表5日・台両国入院精神患者の示す症状の差異

精神症状	徴候単位	東京 (1963～64) N＝866　台北 (1967～68) N＝890 有意差
敵意態度(Hostile) 言語化発怒(Verbal outbursts) 暴力行為(Physical outbursts) 言語化攻撃(Verbal aggression) 不信任態度(Mistrust of others)	第1群　敵意 (Hostility)	<
元気がない(Listlessness) 行動緩慢(Slowed movements) 言語緩慢(Slowed speech) ぼんやり(Blunt affect) 退行現象(Social withdrawal) 無責任行動(Irresponsible behavior)	第2群　無感情 (Apathy)	>
自殺念慮(Suicidal thoughts) 自殺企図(Suicide attempts) 憂うつ(Depressed) 自責(Self-depreciating)	第3群　抑うつ (Depression)	>
妄想(Delusions) 幻覚(Hallucinations) ひとりごと(Talks to self)	第4群　現実倒錯 (Reality break)	<
恐怖症(Phobias) 対人関係緊張(Uncomfortable personal relations) 強迫思考(Obsessive thoughts) 不安(Anxious) 退行現象(Social withdrawal)	第5群　神経質 (Shinkeisitsu)	>
落ち着きがない(Restless) 衝動行為(Impulsive acts) 言語急迫(Fast speech) 感情反応不適(Inappropriate affect) 話がまとまらない(Rambling speech) 奇怪行動(Bizarre behavior) ひとりごと(Talks to self)	第6群　破瓜病型 (Hebephrenia)	>
身体への関心(Bodily concerns) 頭痛(Headache) 集中不能(Difficulty concentrating)	第7群　心気症・頭痛 (Hypocondria/headache)	<
食欲不振(Undereating) 胃腸症状(Gastrointestinal) つかれ(Fatigue) 睡眠障害(Sleeping problems)	第8群　身体化 (胃腸・睡眠障害) (Somatization:gastrointestinal/sleep disturbance)	>

収録したデータのうち、器質性精神疾患と七〇歳以上の患者を除外した結果、分析に用いられた人数は東京地区患者八六六人、台北地区患者八九〇人、合計一、七五六人となった。まず両地域における全患者の七・五％以上が示した九〇種類の症状が、因子分析によって八種の徴候単位（symptom cluster）に分かれてくるのが見られ、それら各単位を次のように名づけた。すなわち敵意、無感情、抑うつ、現実倒錯（妄想および幻覚）、神経質、破瓜病型、心気症と頭痛、睡眠および胃腸障害の八項目である。ついでこれら各項目中で台北地区と東京地区の患者が示す症状出現頻度の差異を調べると、台北地区の患者が東京地区の患者よりも多く有意差を示す症状群は、敵意、現実倒錯および心気症と頭痛の三項目で、後者が前者より多く示した症状群は無感情、抑うつ、神経質、破瓜病型および睡眠・胃腸障害などの五項目であった。この比較によって、台北地区の患者では、精神症状の発生にあずかる攻撃性が外向きで、現実倒錯的に自らの意向で周囲を変化させようとする傾向が強く、また心気的傾向が目立った。東京地区の患者は攻撃性を自分自身に向け、問題を自分の内に探そうとし、発病中には外界に向けられる意識度の低下がより強く認められた。また両地区のともに女性患者のほうが男性患者よりも各地域で示された症候特性をより強く現わしていたので、これは女性が一般に男性よりも伝統因襲的であるためであろうと推測した。

台北地区側の患者には台湾人と大陸からの移住民が混合していて、このサンプルについて少しばかり特殊事情があるので説明を加えよう。一九六七〜六八年は第二次世界大戦終結後二二〜二三年を経た時期であって、台北地区サンプルの三五歳以上の男女は台湾籍であれば少なくとも戦前の小学校教育レベル以上の日本語による教育を受けているはずである。日本の台湾領有は五〇年にわたったが、終戦によって台湾は中華民国に返還され、ついで大陸から政府と大量移民が移動してきた。移住民人口は公務員、軍人およびその家族が多数を占め、その多くが台北市に居住したため、公立病院および公立精神病院などはこれら移住民の利用率が高くなった。したがってわれわれの台北地区サンプルの中には約半数の大陸からの移住民患者が混在していた。

台北地区住民サンプルのうち、日本教育をうけたことのある三五歳以上の男女は、戦後に中国制度の教育を受けた若年層と、また大陸移住民たちとの間になんらかの症状表現上の違いがあるのではないかと考えたのである。つまり本研究の結果で示された東京地区の日本人患者の症状特徴と台北地区の患者の症状特徴との間に見られた差異が文化と教育の影響を受けて生じたものと考えると、当時三五歳以上のいわゆる「日本語人」である台湾人男女の患者が示す精神症状は、いくらかでも日本人患者の示す特徴に近づいている可能性が考えられる。そこで前段の台北地区の全入院患者のサンプルを年齢別・教育背景別に分けて再検証を行った。結果はその可能性を否定した。つまり台湾人は五〇年間にわたる日本統治を受け、最後には皇民化といわれた教育政策までとられたにもかかわらず、その人格構造には何ら変化が起きているようには見られなかったのである。主に福建系の移住民の子孫である台湾人は、やはり中国伝統文化に育まれ、基本的人格も大陸で育ち教育された移住民とほぼ同一であるという結果を示した。

このことに関して、H・ハロウェル氏がアメリカ先住民オジブワ（Ojibwa）族の文明化研究（49）が参考になると思う。彼の心理テストによるオジブワ族の人格研究のなかで、教育を受けていわゆるアングロサクソン化していく過程で、彼らの伝統的人格原型が完全に優位文化の構造型に同一化するにはたいへんな年数が必要であることが示されたのである。

彼が調査および心理テストを行った北部ウィスコンシン州のフラムボウ・オジブワ（**Flambeau Ojibwa**）はアメリカ開拓時代から白人と接触し、調査時はその八〇%が混血で、ひとびとはすべて英語を話し、子弟たちも有名公立学校に通い、居住地は観光地の真中にあるという状況であった。テストで検出された住民の基本人格は、奥地に住むオジブワ族の人格型と大きく異なるものではなく、むしろ文明化の過程で、とくに男性が退行現象を起こしていたという。

台湾でも、日本による五〇年間の植民統治が現地人の伝統文化と基本的人格に変化を起こすに至らなかったことがここに暗示されている。

一九六〇年代の研究以来、世界各地で統合失調症を含む多くの精神疾患が病像変化を起こし、一般的には症状が軽症化し、発病年齢が下降し、予後も良くなってきているといわれる。どの国においても遅かれ早かれ、時期を違えて一定方向に向かって変化を遂げていくもののようである。それは、やはり高度経済成長化した西洋型病像形態へ向かっての変化であろう。

II　統合失調症患者の症状差異

臨床診断を比較研究に使用しないということは本研究の特色である。入院患者が精神病院の門をくぐってきた時点で、どのような症状すなわち異常行動を示しているかを克明に記述し、その全部を因子分析を用いて徴候単位に振り分けることにより、徴候単位の意味を発見できるのである。各単位の中で比較することによって統計学的に文化間で有意差があらわれることが見て取れるのである。一九六〇年代は比較文化精神医学または疫学研究で各国間の診断基準の不一致性が重視されていた。たとえば英米間でなされた国際比較研究(50)で指摘されたことは、米国の入院患者では統合失調症の比率が高くしかも米国精神科医師の統合失調症診断率も高いことが示され、英国の入院患者では感情障害の比率が高くそして英国精神科医の感情障害診断の頻度も高くなっている傾向があった。それゆえ、当時の研究方法としては診断名を分析に使用しないことに妥当性があった。

厳密に言うと、精神病院の門をくぐってくるひとびとをひとまとめに患者と呼んでいて、その国の、その時代の精神医療制度によって入院患者にいわゆる人為的操作が起こっている可能性もある。しかし台湾の精神医学は日本の精神医学から派生したという歴史的事情があるので、診断基準においても大きな差異がないであろうという考えがあった。そこで、この研究の資料の中から統合失調症診断の部分だけを取り上げて、東京地区と台北地区の症状の比較を試みた。(表6)

東京地区五カ所の病院入院患者総数に対して統合失調症者数は四二八人(四三・〇%)で、台北地区三カ所の病院入院患者総数に対する統合失調症者数は六〇一人(五九・六%)であった。明らかに台北の精神病院に統合失調症患者が高率に入院していた。台湾では一九六〇年当時国民健康保険制度がなく、ほとんどが自費入院であったから、患者はよほどのことがないかぎり、入院できない事情があった。それゆえ症状悪化を頻繁に繰り返す統

表6 日・台両国の統合失調症患者の症状比較（男女合計）

東京ケースN＝428 （1963〜64）	台北ケースN＝601 （1967〜68）
東京ケースがより多く示した 精神症状（日%：台%）	台北ケースがより多く示した 精神症状（台%：日%）
社会縮退（39:29）	病識欠如（86:10）
無感動・無関心（37:25）	敵意（61:26）
衝動行為（36:22）	奇異行為・無関連（58:31）
憂うつ（26:11）	まとまりのない会話（51:23）
自殺企図（25:10）	興奮・落ちつかず（49:36）
対人緊張（25:1）	コントロール不能な身体攻撃（36:11）
恐怖症・おそれ（22:1）	コントロール不能な言語攻撃（34:22）
行動緩慢（20:12）	拒否行為（30:20）
強迫思考（13:1）	身体愁訴（28:10）
食欲不振・やせ（13:2）	言語緩慢（26:19）
児戯行為（10:2）	コントロールされた言語攻撃（25:4）
記憶障害（7:4）	猜疑心（22:2）
緊張感（7:4）	賭博・乱費（5:2）
不適切な性行為（5:1）	コントロールされた身体攻撃（4:1）
消極・依存的（5:1）	

合失調症患者の入院比率が高くなったと思われる。

統合失調症者にも東京と台北の患者の間に相当な差異があることが分かった。東京側では社会退行・無感動・衝動行為が三〇％以上の患者に、憂うつ・自殺企図・対人緊張・恐怖症・動作緩慢などの症状が二〇％以上に、強迫思考・食欲不振・児戯行為などが一〇％以上に現れ、これらはいずれも台北側患者における出現率を上回っていた。またこれらの症状は前記表5の徴候単位の中の無感情・抑うつ・神経質・破瓜病型の各項目に含まれる症状であった。一方台北側患者がより多く示した症状は病識欠如（八六％）、敵意（六一％）、奇異行為（五八％）、まとまりのない会話（五一％）、興奮（四九％）、身体攻撃（三六％）、言語暴力（三四％）、拒否行為（三〇％）、身体愁訴（二八％）、言語緩慢（二六％）、猜疑心（二二％）などで、その出現率は東京側に比べて著しく高いのが分かる。表5の徴候単位の項で見ると敵意の表現が際立って強く示されており、現実倒錯の項は幻覚・妄想症状に統計的差異が見いだせなかったが、病識欠如が台北側に八六％、東京側にはわずか一〇％と、その差がとくに大きく、また拒否行為と猜疑心も台北側に強く示されていたことは、現実倒錯性すなわち妄想化傾向が強いことを示している。それに対して東京側の患者はより内向性・無気力性・高度の自己疾病に対する容認性に傾いているといえる。

事実研究データの処理中、東京地区の患者の記録の中に、内容からどうみても妄想型と診断できるのに破瓜型と診断されている何例かのケースが目についた。このことからわれわれは東京地区の統合失調症には事実破瓜型が多く、また診断医師もその診断名を過剰に使用しており、それに対して台北地区の統合失調症には妄想型が多く、やはり医師もその亜型診断を好んで使用する傾向があったようである。以上の患者の症状表現の差異から、われわれが東京と台北の精神病院内に入るとその雰囲気の違いを直接に感ずることができるのである。前者の病室はたいへん静かであるのに、後者の病室はたいそうにぎやかで話し声や物音が絶えない。

III　他者配慮と身体配慮

精神症状の文化比較論をさらに敷衍して、日本人のこだわりである他者配慮と、台湾人のこだわりである身体の「補（pu）」（説明は後述）の役割について述べよう。日本社会の中での他者配慮はいろいろな面でまた格別である。他者配慮という美徳のために、日本は世界中でいちばん住み良い、気持のよい清潔な国だと多くの外国人が考えている。しかし精神症状の表現型の中にも見られるように、他者配慮にもひずみがあって、表5の徴候単位第5群の神経質症状に示されるような恐怖症、対人関係における緊張、強迫思考、不安、退行現象などの症状群が日本の患者に高い頻度で出てくるのである。神経質または神経質症(51)とされる範囲でとくに際立っているのが強迫観念を基調にした各種の恐怖症（phobia）であって、その代表的なものが対人恐怖である(52)。

対人恐怖は主として思春期・青年期の男性の病症で、赤面恐怖、視線恐怖、正視恐怖、体臭恐怖、醜形恐怖、吃音恐怖などの亜型が含まれる。これらの症状は日本以外の国では概して見られない症状で、韓国に視線恐怖の患者がいるという報告があり、中国大陸には色目恐怖の患者がいるといわれたり、台湾でも他の精神症状に混じって醜形恐怖のケースが示されたりするが、東洋のその他の地域でも西洋でも対人恐怖の患者は多く存在しない。したがって対人恐怖は明らかに日本の文化結合症候群であるといえる。

神経質症（森田神経質）は外国人からみると、その原型は不安神経症であるが、強迫的な対人恐怖やひきこもりなどを特徴とするケースに対してＤＳＭ－Ⅲ、ⅣおよびＩＣＤ－10には社交恐怖（social phobia）の項が与えられるようになった。一九六〇～七〇年代にＷＨＯ精神保健部主宰による国際診断学および統計に関する広範囲にわたるセミナー・研究会ならびにＩＣＤの作成が行われ、その第七回会議が、酒精（アルコール）障害と人格障害を主題として一九七一年に東京で開かれた(37)。その会議開催中のまる一日が神経質症の診断についての討議にあてられた。会議中筆者が神経質症は文化結合症候群であると主張したところ、ある日本の学者がそれは精神病質（psychopathy）だと反論した。いわば現今の人格障害であるが、重症神経質症が関係妄想であったり、統合失調症の前駆期であったり、人格障害の一型であったりしても一向に差し支えないので、彼が人格障害と指摘した状況はそののち出現した回避性人格障害（avoidant personality disorder）に該当するものかも知れない。

森田神経質の特殊な治療法として森田療法はひろく世界に提示されたが、現在なお森田療法を専門とする病院は患者数も少なくなく、たいへん盛んであると聞いている。ここ十年来、森田療法が一部学者らによって中国大陸に導入され、中国人の治療にも役立っていると聞くが(53)、筆者はその適応と効果に疑問をもっている。なぜなら中国人に神経質症患者が大勢いることは想像しにくいからである。北西憲二氏らによると一九九〇年以降森田療法は中国(北京および上海)で驚くべき勢いで浸透し、いまではもっとも重要な精神療法の一つとなっていて、施設は二四にのぼり、「順其(あるがまま)自然」を理解する中国人に実行しやすいとのことである。過去何人か台湾人患者が森田療法を勧められて日本へ治療に赴いたことがある。彼らは神経質症状をもつ患者ではなかったが、治療も一週間程度で、耐えられなくて帰ってきたのを覚えている。森田療法が中国大陸で広く受け入れられているということは神経質症患者がそれほど多くいるのか、と非常に不思議に思うのだが、ひょっとすると中国大陸北部と南部とではよほど病像が違うのではないかとも思われる。あるいは、森田療法が心身症治療に応用されているのかもしれない。

一九六〇年代の終わりごろ、招かれて土居健郎氏の教室のケース討論会に参加したことがある。その日、提出された男性患者は体臭恐怖を持つ若者であった。症状を要約すると、彼は高校時代自分の体臭が級友に嗅がれていると思い、そのために周囲の人たちが困惑していると信じ、自らを恥じ入り、悩みつづけて三年間を過ごした。自分の体が動くたびに体臭が発散するので、それを防ごうと体を硬くしてじっとしていることが多かった。高校を卒業してやっと苦しみから解き放された彼は、五〇人の級友全員に三年間体臭のことでたいへん迷惑をかけた旨の詫び状を出した。彼は謝罪をすることで緊張を解きほぐした。討論におよんで、筆者はこう指摘した。日本社会では患者は神経質症として理解可能だが、もしこの人が台湾社会で発症したらわれわれは躊躇することなく妄想状態（妄想性障害）と診断するだろう。なぜなら周囲の人が彼の体臭を嗅ぐであろうという彼の認識は明らかに現実倒錯であり、また謝罪状を皆に配ったりする行為はその妄想症状の行動化と見なされるからである。

一方台湾人のこだわりの特徴のひとつは身体の「補（pu）」である。補は健康長寿のために体に与える有用な食品であり、野草や野生動物を含む自然界からの賜り物であり、漢方薬であり、熱さましであり、強壮剤であり、またはかり知れない秘法である。台湾人は中国独特の宇宙論（cosmology）あるいは宇宙哲学（metaphysics）の伝統思想を受け継いできた。古来伝えられた陰陽五行の説は、一般の人たちの生活のなかに、陽の過剰には熱さまし、陰の侵襲には「涼」「寒」「風」などからの防衛のために暖かくするさまざまな教えを伝えてきた。例えば日本を訪ねる台湾観光客の行く先々には必ず漢方薬店があり、乾し椎茸などをそろえた乾物店があり、また中国大陸の観光が解禁になったときには台湾人の多くの旅行者は大陸奥地に密薬秘方をもとめて出かけた。陰と陽のバランスの維持を健康の保持と解釈するのである。前章で述べた腎虚を基調とするコロと畏寒症はいずれも中国の身体論と関係があり、DSM分類法に従っても身体表現性障害とされる。

台北を訪れる外国人観光客は必ずといってよいほど、萬華の竜山寺に連れていかれるだろう。この二百数十年を経た古い廟の周りにはかつて飲食店がひしめいていて、そこから徒歩十分もかからぬところに、華西街という蛇のスープや車海老の丸焼きなどが売られている通りがある。まさに補品類・強壮剤の陳列場である。中国拳法のジムがあり、多くの店で日本版のレスリングのビデオを流している。通りには野生動物の模型が並べられ、多くの種類の動物の骨が陳列されていて、チンパンジーの芸や蛇殺しの見世物には人だかりがしている。こうした光景を見ることで、「補」へのこだわりを一目で了解することができる。土居健郎氏に伺ったら「補」は英語で nurturing と訳すのが適切であろうとのことだった。「補の思想」は食の文化全般に広がっていて、中国料理の粋というのもこの「補」が基本であるといって過言ではない。（中国人をいかもの食いと考えるのは誤りである。）

以上、日本人患者の他者配慮と台湾人患者の「補」へのこだわりについて述べた。他者配慮は自分が他人に良く見られたいということの裏返しであって、人間関係を主題にする。

また一方、「補」は自分が健康と長寿を獲得することへの渇望であり身体へのこだわりが中心となる。所詮両者ともナルシシズム的欲求の異なる表現であろう。両者の間で異なる精神症状を示すのは、日本人患者のこだわりが自己（self）の内面に関連しているのに対して、台湾人患者のこだわりが小宇宙（ミクロコスモス）とみなされる身体を対象化していることによるのである。

この辺の事情に関して西村康氏の「気の病」論がたいへん面白い(54)。氏は日本の対人恐怖と中国の畏寒症がいずれも「気の病」であると説明し、両者の臨床事例を挙げて比較を行い、日本の人間関係のうえに成立する「気」の乱れが対人恐怖の形をとるのに対し、中国では陽の気の欠乏すなわち生命をおびやかす死の恐怖である寒冷恐怖が形をとってくると述べている。両者の間で「気」の居所が違うようである。

Ⅳ　身体化の問題

ここで臨床に戻って身体化（somatization）の問題に触れよう。身体症状は精神疾患のいずれの型にも付随しておこる普遍的な臨床症状である。慢性的な身体愁訴という診断名はたいへんあいまいな名称であった。一九五二年のＤＳＭ‐Ⅰに初めて精神生理反応が提出された当時、初めてその概念が明確化されたように思われた。その後その名称も精神生理障害、心理要因に基づく身体障害、身体化を含む身体表現性障害と逐次改められたが、ストレスや葛藤を身体症状へ転換する防衛機制として捉え、ストレス反応（stress reaction）と称する人もいる。心身医学と心療内科は、器質的な身体化を特定して狭義の心身症病態を定義し、また心理的要素と多く関連する身体疾患についての治療対策を研究するものである。

台湾で身体化症状が多発する現象が早くから指摘されていた。ここで臨床資料を用いてわれわれの過去の神経症の臨床像をかいつまんで述べようと思う。台湾大学精神科の外来に、一九五四年から一九七四年までの二一年間に訪れた患者の総数は三七、九三四人で、その中で神経症と診断されたケースは四二・五％を占め、精神生理障害が二五・四％であった(3)。さらに神経症の主な亜型をみると不安神経症が神経症全症例の五〇・五％を占めており、抑うつ神経症が一〇・四％、ヒステリーが一〇・七％、心気症が二・九％、強迫神経症が二・四％などとなっていた。不安神経症が半数以上を占める状況は現在もあまり変わりがない。

一九七〇年代までは頭痛とめまいが精神生理障害の主症状であったが、一九八〇年以降、徐々に不眠症状が頭痛に取って代わった。頭痛は不安神経症の主要な身体症状で、社会階層では上・中流階層の男性にとくに多い症状であった。大量移民と人口の都市集中化が急速に起こった時期の頭痛症状は過剰適応のためのストレス反応として理解された。後述するが、最近十数年の変化は、軽症憂うつ病と不眠症患者の増加である。このような変化はひとつには社会民主化が関係しているのかもしれない。前述の日・台入院患者の症状比較で身体化症状として、台湾の症例に頭痛と心気症状が多発し、日本の症例に胃腸障害と不眠症状が多く見られたが、身体症状の出現にも文化背景や時代による差異があるものと思われる。

アレキシサイミヤ（感情言語化障害）に言及しよう。台湾では「情感失認症」と訳している。一九七三年にP・E・シフニオ氏が発表した(55)、この症状について作成した質問表に示された内容は

①感じ方（feeling）よりも物事の詳細を述べたがる
②感情を描写する適当な言葉遣いが少ない
③豊かな空想世界を持たない

④感情よりも行動で表現する
⑤葛藤を避けるのに行動を多く用いる
⑥物事の状況について述べるが、それへの感じ方に触れない
⑦他者とのコミュニケーションが困難である
⑧思考内容が空想や感じ方などよりも外界の物事そのものについてのほうが多い

などとなっている。アレキシサイミヤの発生機転に関しては多くの仮説があり、神経生理学の立場から、患者の知能、教育程度、社会階層、個人の言語表現力、さらに一歩進んで文化背景の関連性についてさまざまに論じられている。心身医学会でよく討議された課題であるが、心身症に特異的な特徴ではないとされた。われわれはアレキシサイミヤは個人的特性であるばかりではなく、文化決定的（culture-determined）であるという見方をしている。

次に身体化についての台湾—アメリカ間の比較研究について述べよう。筆者が協力し、李明濱氏がロチェスター大学留学時に行った「主訴として示された心身症状の比較研究」がある(56)。非精神病疾患の初診患者二〇三名を台湾大学精神科で、七〇名をロチェスター大学精神科で同一研究者によって面接し資料を収集した。患者は十八〜六〇歳までの教育

歴六年以上の患者を対象にした。その主訴を精神症状・身体症状および精神身体混合症状の三組に分けて比較した（図２）。最初の面接で精神症状を主訴として示した患者は台北側が一六・七％であるのに対してアメリカ側では六四・三％と非常に高く、身体症状を主訴に示した患者は台北側が三七・四％と高く、アメリカ側は二・九％と低い。精神身体混合症状を主訴にしたのは台北患者三五・五％、アメリカ患者が二一・四％と前者がやや高い。明らかに台北の患者は身体症状を主症状として受診する比率が高いのである。つぎに主訴に身体症状が示された患者の合計比率は台北が七二・九％、ロチェスターが二四・三％になるが（図３）、二回目の面接で、症状の再チェックを行ったところ、ロチェスターの患者にも最初は言わなかった身体症状の主訴があることが分かり、このときは身体症状を持つ患者は台北側が八六・七％とやや上昇し、アメリカ側は七一・四％と大きく増加したため、両者の差は僅少となった。そしてさらに構造化面接（structured interview）を施行したところ、台北とロチェスター両方の患者によって示された身体症状主訴の百分比が八七・七％と八二・九％とほぼ同率となった。すなわち台湾と米国の患者は同じ程度の身体症状を持っているわけであるが、医師に会って最初に話す問題は、台北の患者は身体愁訴が主であり、ロチェスターの患者は精神症状が圧倒的に多いのである。言い換えると、台北患者は精神症状を自ら主訴として叙述することが極めて少なく、ロチェスター患者は身体症状があっても最初の面接でそれを主要な苦痛として取り上げることは少ない。

中国古来の陰陽説を基盤とする宇宙論によると、人体は宇宙の全機能の中にはぐくまれた小宇宙的存在であり、「生命力」も「気」も陰陽の良いバランスもすべて自然外界に存在するものによって調達されると考える。中国人の「食と補」の材料は自然界の動植物のさまざまな部位から採取される。長年にわたる人体の観察、自然界からの採集、それらの使用経験を積んで漢方医学の大系が出来上がった。人体はおのずと日常観察の対象となり、感情が身体におよぼす作用にはおおよそ注意を向けない。つまり人体は、自己が観察する外界の一部となってしまった。身体化は外在化（**externalization**）の機制であると考えられる。「補」へのこだわりは現実的に医薬品への強度な要求に表れる。これと関連して、一九九五年に開始された台湾の国民健康保険制度は多剤処方に拍車をかける結果となった。

V　性格を体の特徴で描写する

日本語は語彙の多いことでよく知られている。人をよく見てその様を描写する言葉もた

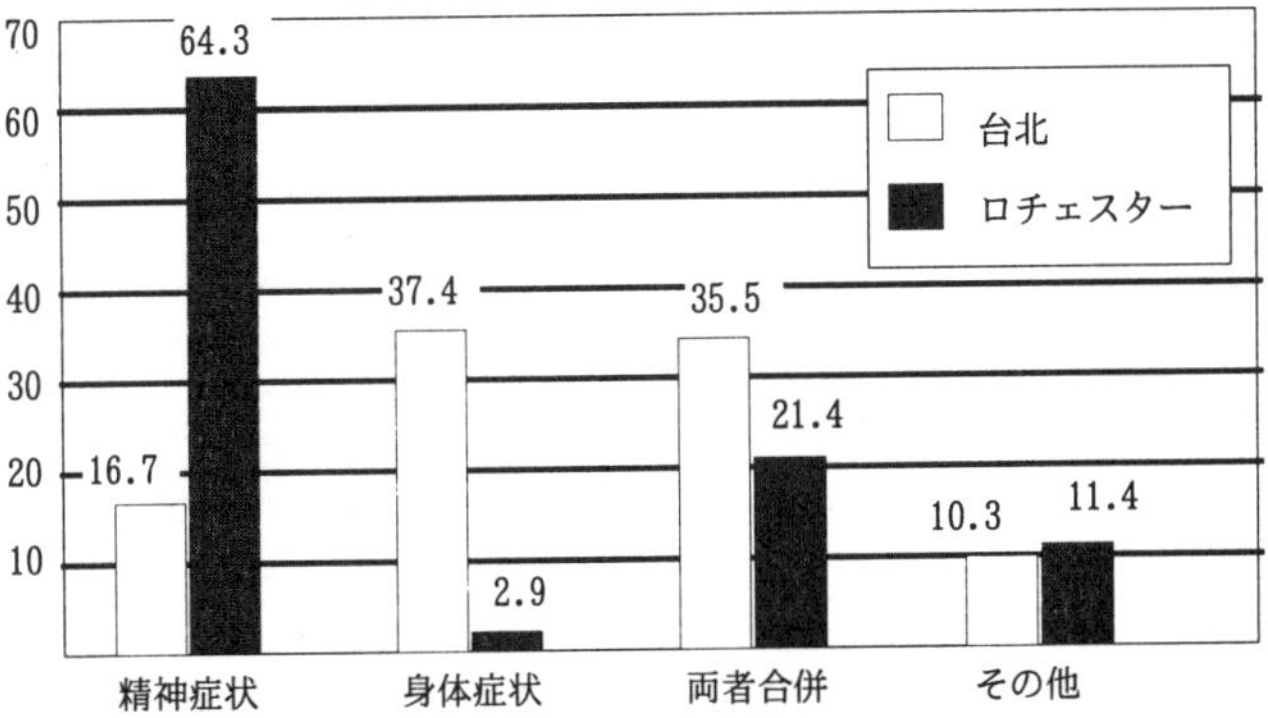

図２　主訴として示された心身症状比較（台北とロチェスター）　Ｐ＜0.001

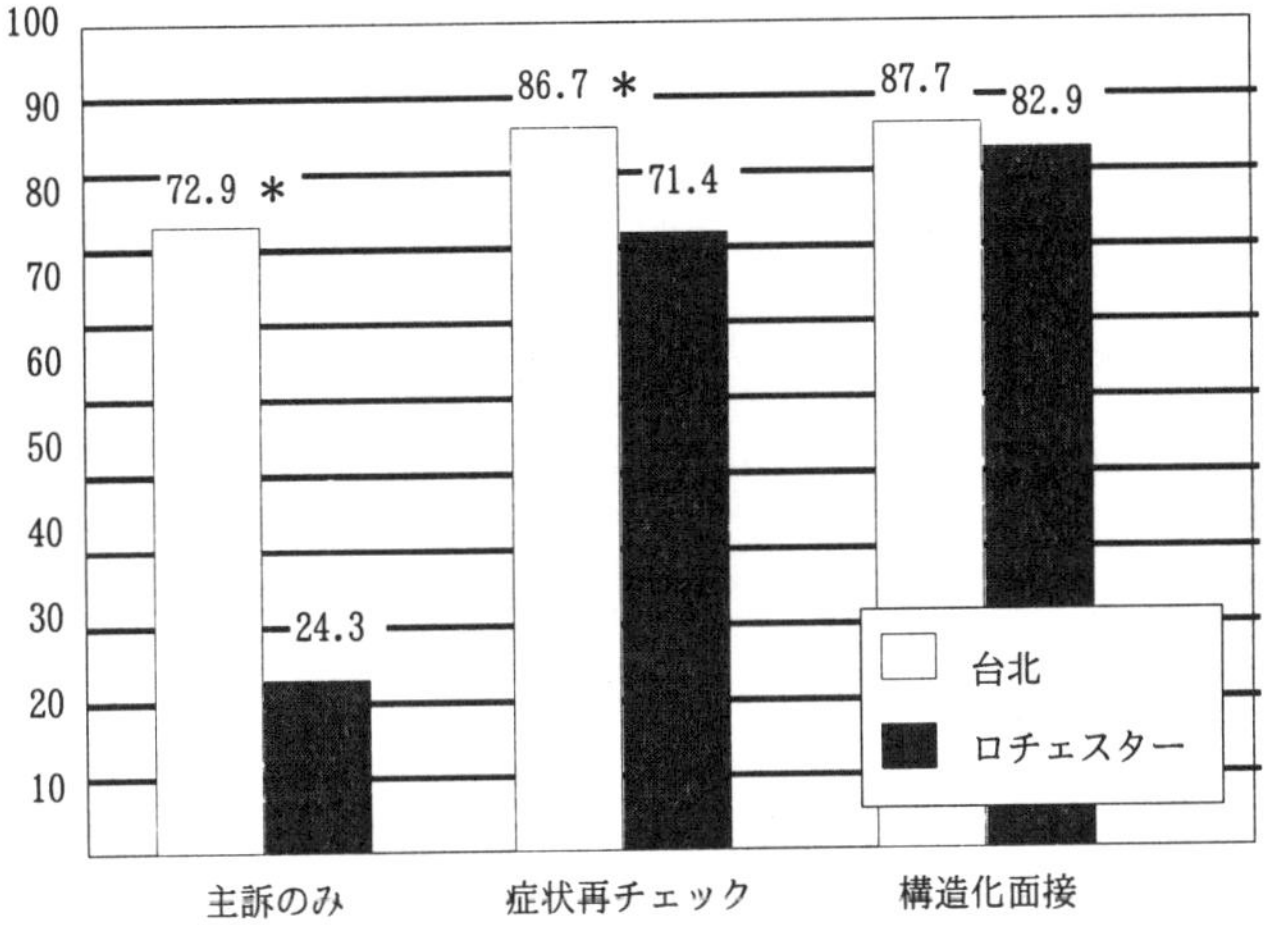

図３　異なる面接法によって示された身体症状比較　＊：Ｐ＜0.001

いへん多い。立てば芍薬云々の美人礼賛から、のっぽ、ちび、でべそ、べた足、など悪口雑言に属するたぐいの言葉にいたるまできりがない。言い換えると人は周囲の者にこれだけ見られているのであって、おまけに面白おかしく描かれてしまうのである。決して他人をじろじろ見て観察しているのではないのに、その人となりをうまく言い表す。筆者は、見られるということはつまり他者から人物評価がなされていることで、いきおい、視線恐怖・赤面恐怖・体臭恐怖そして結局は対人恐怖などが頻発していくのではないかと思っている。とりわけ人の体の部位を使ってその性格、つまり人格、気質を描写してしまうことは特別である。おもしろいことに、性格を表わしている体の部分は頭のてっぺんから局部まであるのに足の部分がないようである。

たとえば、つむじ曲がり、八面六臂、鉄面皮と、頭・顔に始まって、耳は地獄耳、鼻は鼻っぱしが強い、鼻の下が長い、鼻息の荒い、など。目は目先がきく、目ざとい、目尻の下がった、抜け目のない、など。口はとくに多くて口がうまい、口が減らない、口が堅い、口が重い、口が軽い、口が悪い、口やかましい、無口な、などなど。それから舌は二枚舌、饒舌。手は手早い、手堅い、やり手、手練家など。腕は腕白、手腕家、辣腕家。胸部は、度胸がある、心臓が強い、心臓に毛が生えている。腹部は表面ではへそ曲り、内側では腹に一物のある、太っ腹、腹黒い、腹が坐った、腹が狭い、腹が小さいと、いろいろある。

胆は放胆な、胆の小さい、胆が坐っている、など。腰は腰抜け、腰が低い、腰巾着、下方に下って、尻が軽い、尻が重い、尻抜け、けつの穴が小さい、男性なら金玉が小さいやつ、など。これらの言葉はほとんど外国語に直訳できない（甘えに該当する外国語が見当たらないばかりではない）。足については、馬鹿の大足というぐらいで、足が性格を表わすことがないのは、日本人の生活習慣において足をあまり人に見せないところからきたのかも知れない。

体の部位を使って人の性格を描写することは「皮肉」からさらに念が入って体の内部におよぶ。たとえば血液では、血の気の多い、血の巡りがわるい。それに分泌物・排泄物にまで目が行き届いて、洟《はな》たらし、唾棄すべき、くそまじめなどという。骨が見えて無骨な、骨のある、気骨のあるなど。神経は無神経、神経過敏、神経質とある。

以上、身体部位の観察から描かれた性格・気質を取り上げたが、人の性格を表わす言葉はほかにもある。とくに気がつくのは「気」の字で表わす言葉が多いことである。例をあげると、気が小さい、気が大きい、気がつく、気がつかない、気が強い、気が弱い、気が狭い、勝気、気性が激しい、気立てがよい、気立てが悪い、気が利く、気が利かない、気取り屋、気位の高い、気軽な、気さくな、気概のある、気丈な、気まぐれ、気前がいい、気ままな、気短い、気難しい、気長な、根気のある、移り気、浮気な、呑気な、人気者、気風がいい、気がふれた、気ちがいなどなど。

「気」は中国思想では宇宙を構成する基本であり、生命の原動力を指すので、人の気質とも関係づけられてしかるべきと思うのだが、挙げてみても小気（けちの意）ぐらいでその他には見当たらない。日本語のように細かい性格の描写には使われない。前節で述べた内蔵部位や体液を使って人の性格の描写が行われるということが、さらに延長されて「気」というエレメントに達しているもののようである。もっとも日本語の「気」の概念は性格・気質ばかりでなく、人間の感情面・心の動きを指し(57)、また人間関係の上に成立するものである(54)。

第六章　うつ病と自殺

I　うつ病の国際疫学研究

東京・台北地区の入院患者の症状比較の際に、徴候単位第三群の抑うつの出現が、東京側に多いことが示された。（表5）この単位群に含まれた症状は自殺念慮・自殺企図・憂うつおよび自責などである。精神疾患患者の症状中の自殺ばかりでなく、日本は以前より自殺率の高い国として、ドイツ、フィンランド、スイス、オーストリア、デンマーク、ハンガリーなどの欧州諸国と並び称されてきた。これらの国の年間自殺死亡率は十万人口中の十七人以上最高四三人までで、日本は二五人に達した年がある。年間自殺死亡率が十万人口中の十ないし十六人を中等度自殺死亡率の国家とされていて、台湾はアメリカ・フランスなどと同じくこの中等ランクだったが、一九七〇年以降、自殺死亡率の低いグループ（例えばイタリア・スペイン・オランダなど）に入れられる年が多い。

うつ病即自殺、というわけではないが、うつ病はもっとも関係の深い病態ではある。一九八〇年代以来米国セントルイス大学のグループが進めてきた疫学研究（NIMH ECA

Survey と呼称）に台湾側も早くから参加していて、台湾大学精神科の胡海国氏らがＮＩＭＨ ＤＩＳ（診断面接スケール）の中国語版を作成し、ＤＳＭ‐Ⅲ診断基準を用いて疫学データを収集、国際間で比較を繰り返した。この比較研究から各種精神疾患の終生有病率が示され、多くの発表がなされたが(58)、その中で際立っていたのが台湾のうつ病の有病率の低さである。すなわち大うつ病性障害（major depression）の率が台湾で一・一四％であるのに対し、米国では五・一五％、そして気分変調性障害（dysthymia）は前者が一・六六％、後者が三・二六％であった。精神疾患のどの項目も台湾の有病率が低く、台湾が米国よりも多発した疾病項目はゼロであった。

この研究はその後、多数の文化間比較に拡大され、カナダ、韓国、ニュージーランド、プエルトリコ、台湾および米国の各地の計七カ所で収集した資料が比較された(59)。興味あることに、台湾と韓国は他の地域に比べてうつ病が低率であった。それでも台湾の有病率は韓国のそれよりも低く、大うつ病性障害が〇・九四％（韓国三・三一％）、気分変調性障害が一・四二％（韓国二・四一％）であった。もっとも高い有病率を示したのはニュージーランドで、大うつ病性障害の一二・六％は台湾の一三・四倍にあたり、気分変調性障害の六・四％は台湾の四・五倍にあたる。精神症状の発生にあずかる攻撃性が内向きであるのか外向きであるのかという差で比較しているわけであるが、現実的状況に即して多国間の疫学研究の結果に説明を加えるのはたいへん複雑で困難なことであろう。

ここで台湾人患者の中にうつ病が少ないという特徴について最近の討論があるので要約する(60)。台湾人の伝統的信仰は仏教と道教の混合であり、ひとびとは道教の教える人間の本質・生命力・気の充実と固体の育成に強い関心を持つ。儒教の教えは個人の修養であり、感情の抑制が求められる。感情は一般には表現することよりも抑圧することを学ぶ。ストレスによって起こる身体症状は自らの感情と何らかの関係があるとは考えず、身体そのものが生命力を失い、陰陽の平衡がくずれたものと考える。そこでわれわれがいう身体化現象が立ち現れてくるのであるが、罹患者は多くは身体疾患の存在を追及し、文化結合的なアレキシサイミヤ状態を呈する。台湾語を含める中国語には日常的に感情を表現する言葉、とくに抑うつを表現する言葉の種類が少ないことは、一般に認められていることである。

多くのうつ病患者が中国大陸で神経衰弱と診断されていることについて国際論争を引き起こしたことは有名である(61)。神経衰弱という診断名は台湾では使用されていないが、民間ではとくに漢方医師のあいだでは広く使われている。身体化が一般的なところでは抑うつが表面化しにくいことも考えられるし、また抑うつに異種の認知がなされるということもある。そして考えられるのは、大家族環境のような家族支持機構（family support system）が高い機能を発揮しているところでは、抑うつがある程度解消されてしまうのではなかろうか。大家族が事実上住居を共にしなくなっても、心理的大家族制が引き続き保たれておれば、同様な支持機能が発揮されるであろう。そしてさらに、うつ病の発生率に国際間・民族間に何らかの体質的差異が関与するのではないかという疑問が残るが、目下のところ確証はない。

東京地区と台北地区の入院患者の比較の中で（表5）、抑うつ徴候のひとつ「自責」が日本人患者に多いことが記されている。うつ病患者の多くが示す罪責感については日本と欧州諸国間で文化間比較がよくなされた(62)。おそらく台湾のうつ病ケースからは取り出して比較できるほどの罪責症状は出てこないだろう。

II　台湾における家族の死と死別反応(63)

人生にはさまざまな苦痛体験があるが、悲嘆の最大というべきものは、もちろん親しい人との別れである。老後を生きるのもたいへんであるが、天寿を全うした人は祝福されて人生の幕を閉じる。しかし若くして命を中断することは、本人にとっても、家族にとっても最大の不幸である。疾病と災害・交通事故が二つの死別原因であるが、疾病の中でがんは命の中断の脅威をもたらす代表的なものであり、そして事故による突然死は家族がもっとも激烈な反応を引き起こし、その悲哀反応が長期にわたり、抑うつ反応に移行する例が臨床でも数多く見られる。

台湾人社会には、多くの文化と共通した死にまつわる信仰がある。人は、自分の家で死を迎えないと、その霊魂は安らかに天に登ることができないと信じられている。病院で死亡することを嫌い、臨終の通告と同時に、家族が患者を自宅に連れ戻すならわしがある。そのためのポータブルの人工呼吸器までもが用意されている。事故死は自宅外で起こることが多いので、その際には霊魂は家に入ることができないとされている。多くの先住民もこのような考えを持っており、安らかならざる魂が界隈をさまよってひとびとをたぶらかすと考えたりする。台湾では長年モーターバイクによる事故死が多かったが、家へ戻れない霊魂ということからか、事故死者からの移植臓器の寄贈承諾を家族から得やすいと聞いている。

台湾社会では「死」と「葬」とは完全に家庭・家族のできごとであり、がんの告知をはじめとする死亡の予告への対処は、家族が直接関与することがらである。それゆえ、一九六〇年代から一九七〇年代にかけて、アメリカで起こった医師ががん患者に告知しない原則から一八〇度転回して告知をする方向に変わるような事態は、われわれの社会ではとうてい起こりえない。重病であることを患者本人に告知するかしないかは一切家族によって決められる。都市の現代生活になじむ者、とくに若い患者に告知はふつう受け入れられているようだが、やはり一般に家族は、患者本人に告知をしないことが患者に対する思いやりだと考えている。しかし病状の経過とともに家族は患者が何らかの状況から自ら重病であることを察知してくれないかとも願っている。そのためこの間の事情は家族と患者の間のやりとりあるいは駆け引きといった様相を呈する。深刻な病や死別の悲しみは意識の外におくことで家庭内の平静を保とうとする。

がんの告知についての二〇年以上も前の話である。ある基礎学科の同僚が腹腔内悪性リンパ腫で入院したが、家族の要請により、本人にはあくまでも胃潰瘍であると説明して本当の疾病は知らされなかった。筆者の同僚であったが、家族のこのような要求で、筆者も病室へ見舞いに行くことを控え、お見舞いの手紙を一本差し上げて激励するだけにした。四カ月を経て、病状がいよいよ悪化した時点で周囲の状況から本人が「がん」に気づき、主治医に問いただし、ついには激怒して問責するにおよんだ。彼に残された一カ月の間に、本人は結局やり残した膨大な研究資料やその他のことがらの整理・処理ができなかった。この件について院長の叱責を受けた主治医は、筆者にこっそり「臨床経験のない基礎医学の人は、がんに気づくのが遅い」とこぼしていた。これは、がんの告知に個別性があり、それをよく見極めなくてはならないことの一教訓であった。

ある統計によると、大病院では、最近はがんの名称および治療方法について告知される患者は九〇％にのぼり、抗がん剤の副作用を知っている患者は八〇％にのぼるとされている。しかし個人個人の予後については約五〇％しか知らされておらず、一般的な統計学的数字だけで予後の説明を受けた患者が、自分自身の病状に関する予測ができず、たんに恐怖感が助長されるにすぎないと、医療スタッフの告知内容に大きな不満をいだいていると報告されている。現今、台湾での家族の「がん」に関する告知の態度は、個人差があってもなお、患者を保護しようという善意のもとに、互いにいつわり、演技をするといってよいであろう。病人が自ら疑ったり、周囲の状況から判断することによって察知、認識するようにしむけ、決して直接「がん」という言葉を言わない。たいていのケースは最後には分かってしまうのだが。

臨床でがん患者またはその家族から睡眠剤や抗うつ剤の使用法以外についての精神科コンサルテーションが要望されることはきわめて稀であると同時に、主治医から積極的に精神療法が求められることもほとんどないのが現状である。告知を欲しない家族が患者を囲む雰囲気では、精神科医や神父たちが招かれて患者とともに「人生を語る」情況はなかなか生まれないわけである。過去に筆者も多くのがん患者の病床に居合わせる機会があったが、患者が本当に必要とし、求めているのは痛みを止めてくれる主治医や麻酔科の医師たちで、親身な手当てであった。一九九四年に台湾大学医院に腫瘍学病棟（oncology ward）が設置された当時、精神科リエゾンサービスが始まり、病棟内で毎週ケースの「心理・社会討論会」を医療スタッフ全員参加のもとで開始したが、人手不足のこともあり数年後には活気を失い、いまではリエゾンサービスは中止になっている。緩和ケア病棟も精神科コンサルテーションの要望やプログラム作りもなかなかできずにいる。このように死に直面する問題は完全に家族が関与、支配する問題であって、それが医療の一部であるという認識にいたるまでは一段と距離がある。

がんは軽症化しているという楽観的な見方はあるが、台湾では現在においても発見後がんの五年生存率は四〇％にとどまる。アメリカはすでに六〇％に増加し、日本もほぼこの率に達しているといわれるが、台湾の低率はがん治療技術の遅れによるものか、あるいはがんの早期発見に問題があるのか……おそらくはその両方であろう。しかしがんによる死亡人数は日本の年間二六万人（一九九六年）に対して台湾は三万人（二〇〇二年）で、人口比が日本が台湾の六倍であるから、それを考慮しても明らかに日本に「がん」発病率が高く、実に三人に一人が「がん」で死亡していることになる。それに比べて台湾はほぼ四人に一人の割合である。これは日本の人口構成がより高齢化していることによる。われわれの観察からは、患者に告知をためらうことがさらにがん治療を遅らせていると考えられる。告知されない患者の楽観的態度を平静・平穏な心情と見て取り、家族ががんの治療をおし進めないために、結果として生存率が下降してしまうのではないだろうか。

比較文化研究で報告されている悲哀反応の中には、張り裂けんばかりの慟哭、錯乱状態、幻視・幻聴（死者が見える）などさまざまな感情と行動表現がある。われわれの社会には孝女（filial daughters）と称して、親の死別と葬儀に娘や嫁たちが大声で泣き、死者を呼び、そのことによって死者を慰め弔う慣わしがあった。やがて「泣き女」が雇われて彼女らの代理を務めるようになった。いまでは地方にこのような風習が残っていて、ときおりテレビが珍しいことのように報道することがある。孝女たちが泣き、泣き女が雇われて演技するにせよ、死別の悲しみと葬送儀礼がかつていかに地域ぐるみ、大家族ぐるみで行われていたかということであろう。近年、この地域ぐるみの悲哀反応は急速に消えて行き、どの社会にも共通した一定の死後処理と葬儀が秩序化されているもののようである。たとえば、昔のように今まで付き合いのなかった遠い親戚たちが家長の死に次々と現れて、葬儀に関するさまざまな古い流儀を申し立てて、喪主を困惑させるといった場面も少なくなってしまったようである。ともあれ葬送儀礼には相変わらず大音響を立てる楽隊がつきものであり、告別式の後には楽隊先導の長い葬列をつくって街を練り歩き、おおぜいの人にふれてまわるといった風習は地方でまだまだ随所で見られる。しかしこのような習俗は、地域ぐるみで悲しみを分けあい、そして悲哀を癒すという役割を失った時点で、はじめて消えていくものだと思われる。

臨床の場で家族の承諾なしに医師が進んで患者本人にがんの告知をするといった状況は成り立ちにくい。近縁の家族・親族たちの意向が優先されるが、医師には患者の家族間・親族間の連携の深さや範囲といった事柄は、直ちにはわからない。家族の中の誰が風水を深く信じ、悪霊のたたりを恐れ、死後の世界を信じているかわかるはずもないのである。患者の信頼感と医師の高いモラルががん告知に関して問われるが、さらに一歩進んで、患者への告知には文化を背景とする個人差あるいは個別性があることを見極めなくてはならない。死別への悲哀反応がいつのまにか地域ぐるみのものでなくなっていくことに注意していなくてはならないであろう。

III　自殺という病気

日本の家族関係に関する問題のうちで諸外国と比べてとくに目立ったのが親子心中の現象であった。近年ほとんど聞かなくなったが、なぜ親子心中が少なくなったのか、その原因を論じている文献を目にすることがないのは不思議議である。自殺は人間の異常行動の一型と考えられるから、精神徴候比較研究の上からも重要なテーマである。しかしどの国でも自殺の本態を把握することは容易なことではなく、また官報による自殺データには全幅の信頼を置くことができないとされている。一般に問題は自殺死と事故死との区別が検死官の態度、見方によって左右される点にあると考えられる。それゆえ、数字を根拠にして比較研究をすることに問題を残しながらも、筆者がかつて家族精神医学に発表した一文(64)をここに要約して、問題の親子心中を述べてみよう。

筆者は日台両国の新聞記事をもとにして比較を試みた。社会記事をもっとも多く取り扱う東京のA新聞と台北のL新聞が報じた自殺ケースの一般傾向を比較するために、一九七五年十月から一九七六年九月までの一年間にA新聞が報じた自殺二五五件（二九一人）と、L新聞が一九六九年一月から一九七一年十二月までの三年間に報じた自殺三四三件（三六

表7　日・台両国間における自殺形態の差異

	日本（1974〜75　A新聞）			台湾（1969〜71　L新聞）		
	男性	女性	合計	男性	女性	合計
単独自殺						
件数			144			290
人数	100	44	144(49.5%)	146	144	290(79.7%)
複数自殺（心中）						
件数			36			20
人数	34	38	72(24.7%)	17	24	41(11.3%)
（夫婦心中）			(46)			(0)
被害者数			32			0
他殺—自殺（無理心中）						
件数			75			33
人数	27	48	75(25.8%)	23	10	33(9.1%)
（親子心中）	(13)	(45)	(58)	(0)	(6)	(6)
被害者数	47	74	121	36	14	50
自殺総数						
件数			255			343
人数	161	130	291(100%)	186	178	364(100.1%)
被害者数			153			50

四人）を資料として選んだ。もちろん疫学的意義を論ずることはできないので、この比較は両者間の自殺形態の差異比較にとどまる。

表7に示されるように、自殺形態を単独自殺・複数自殺（心中）・他殺—自殺（無理心中）の三種に分け、自殺人数の分布を見ると、両者の間に著しい差があることが分かる。すなわち、単独自殺はA新聞では一四四件（一四四人）で、自殺総人数の四九・五％となっており、これに対してL新聞では二九〇件（二九〇人）で全体の七九・七％を占める。複数自殺あるいは心中のケースは多数が

夫婦または恋人同士の組み合わせであるが、この項は原則として相互合意による自殺を含め、行動化において受動的な片方を被害者とした。A新聞には複数自殺三六件（七二人）が伝えられ、これは全体の二四・七％にあたり、一方L新聞は二〇件（四一人）、十一・三％と比率が低い。明らかに複数自殺は日本が台湾より比率が高く、また日本の複数自殺事件では七二人のうち四六人が夫婦（すなわち二三件）であるのに、台湾の複数自殺四一人のうち夫婦関係は皆無で、主として恋人同士あるいは家族以外の者との組み合わせになっている。

一家心中と親子心中を無理心中、すなわち他殺—自殺のカテゴリーに入れると、A新聞に七五件見られ、無理心中を発意したと推定される七五人のうち父親十三人、母親四五人、計五八人が子どもを道連れにしており、無理心中は自殺総数の二五・八％を占め、それによる被害者は一二一人にのぼっている。そのうち母子心中が圧倒的に多い。これに比べL新聞では三三件が報じられたのみで、全自殺者数の九・一％となり、そのうち母子心中が六件あったが父子心中は皆無であった。

自殺形態をこのように比較してみると、日本で報じられる自殺事件の半数が心中あるいは無理心中であり、台湾ではこのような事件は自殺の二〇％に過ぎず、明らかに新聞が伝えている自殺の印象は異なったものになっている。新聞は心中や無理心中を特殊な事件として取り扱うので、自然Ａ新聞のように全自殺者数中に占める比率が高くなる可能性があるが、数字をひとまず差し引いて考えても、日本では夫婦が心中したり、親子心中で多数の子どもが道連れにされるケースがやはり多いことに異論はないであろう。また親子心中、とくに母子心中に焦点を絞ると、自殺の原因にはいろいろな経済問題、本人または家族の身体疾患、夫婦間の不和などがあげられるが、一般に「自分はこれ以上やっていけない」「自分が悪いのだ」「皆に対してすまない」といった言葉が事前に当事者の口からもれたり、遺書に記されたりする。また子どもを道連れにすることについては「可愛そうだから連れていく」「他人様に迷惑をかけたくない」という気持が表明される。母親が家事や育児に疲れ果ててノイローゼ気味であったこともしばしば報じられる。

このような心情は確かに抑うつ状態であり、絶望に陥った状態であり、若い母親が核家族化という社会状況のもとで相談すべき年長者もおらず、ひとり母子の狭い関係の中で孤立していく状況がある。これについて文化的に母親が主体性を確立せず、母子が人格上明確に分化されてない共生共死の関係にあって、子どもは母親の付属物あるいは一部と見なされる結果であるとも説明されている。ところが一家心中や父子心中のケースでも、父親が子どもや老母たちを道連れにしており、このようなケースこそ他の文化に類を見ないことに注意しなければならない。言い換えると、両親または親のいずれかが、家庭内に起こった問題を、一方では強烈に本人の責任と感じ、また一方では家庭の問題は絶対に家庭内で処理すべきであって家庭外にもらしたり、または持ち出してはならないことなのである。日本では生活を共にする家族の成員の行動は親に全責任があるとされ、また最後までその責任を果たさなければならないのであって、家族と外界との間に明確な区切りがあり、その間にはまったく移行型がないかのごとくである。おそらくこれが社会規範の一つであると指摘されたことはないだろう。あるいは「他人に迷惑のかかることをしてはならない」という他者配慮の結果として「家庭内の問題で世間に迷惑をかけられない」ことになるのであって、社会が家族を区分し、孤立化させるというような規範が別に存在するものではないと思われる。

L新聞に報じられた六例の母子心中の全例がその動機として、母親とその夫との不和をあげ、離婚・夫の女性関係および夫との激しい口論などを述べている。したがって母親が子どもを道連れ自殺する場合、明らかな怒りが表現され（一気之下）、自殺が夫ないしは夫側の家族への報復の手段として選ばれている。この型の自殺は筆者が台北の自殺予防センター(65)で接したケース一般に見られた傾向であり、なにも親子心中に限ったことではないが、いずれにしても母親が「私が悪いのです、ごめんなさい」という心情を表現することがないのは確かである。これらのケースが母子関係という狭い関係性の中で孤立していた事情はあるにしても、核家族化した状況で母子が共存共死の関係にあったというよりも、子どもを道連れにして恨みの対象である夫の苦悩を倍増させる目論見が心の動きとして勝っているように思われるのである。

以上のように比較して見ると、日本の親子心中の現象から次の二つのことがいえる。すなわち、その一つは親子心中の発生には自殺の直接原因にかかわりなく、親が子どもを残して死ぬことができない事情がある。それには家庭の問題を家庭外に持ち出してはならないというういわば家族区分意識が関係しており、残された子どもが、一方ではつらい世間で生きていくことの不憫さから、他方では他人に迷惑をかけなければならない申し訳なさから、道連れにすることで、これらを一挙に解決しようという意図が働くことが特徴である。「死なばもろとも」の意はある種の解放と自由獲得への道であるかのようである。もう一つは絶望状態におかれた親が、多くの場合抑うつ状態になっており、恨みや怒りが外に向かって発露されず、破壊衝動が自殺といったもっぱら直線的に自己に向かう傾向である。これは母親が夫への怒りをあからさまに表現し、衝動を自分に折り返して報復の効果をねらう状況とはおよそ異なったものである。このように日本のケースは破壊衝動を内に向ける傾向が強く、よりマゾヒスティックあるいは自罰的であり、家庭内の葛藤も家庭内にとどめて、外界へ出さないといった、日本的特徴を示している。この傾向はまた日本の社会・

人間関係および家族関係一般に通じるものであるといってもよいであろう。現代社会では核家族化が進行し、タテ社会の崩壊が起こり、仮に家族が絶望状態に陥ったときにも、父母親戚あるいは知己友人の援助が得られない場合がしばしば起こりうるであろう。しかしそれよりも「他人に迷惑をかけてはならない」という気持が他の援助を拒んでいるように思われる。ここでいう他とは、共同生活をする家族という枠内に自分たちを限定する立場に立った他人ということになる。

これを台湾人の家族意識と比較すると非常に違っていて、台湾人は核家族化のいかんにかかわらず、親族または血縁者の広い範囲に家族内の者と同等な依存関係を持つことができるのである。たとえば兄弟姉妹が結婚し別居した後でも、自分の家庭だけが明確に区分された家族であるという意識はあまり強くなく、結婚前の兄弟姉妹の関係は延長されて行き、居住地の物理的距離とは関係なく大家族の原型が現代社会の変化に遭いながらもモディファイされて広がっていくのである。祖父母・おじ・おばなどを両親の代理者として依存の対象にすることは容易であって、仮に若者たちが就職や勉学のために家を離れるとき、いたるところに親戚の縁を求めてそこに居住する。その場合親戚側の家が居住するスペースがないほどに窮屈なときを除いては、一般に彼らを住まわせることに抵抗がないと思われる。

また、親戚がない場合には、友人知己の家にも同様に居住することが可能である。この傾向は経済理由とも関係するので低収入家庭に強く表れ、そのためにわれわれの以前の疫学研究の家族構成データでも、とくにこのような階層家族のメンバー構成は複雑を極め、いるべき家族成員が不在で、親戚や知己の者が寄留していたり、大家族とも核家族とも判別しかねる場合が多く、結局のところ家族構成員を資料としてコンピュータで処理できなかったのである。

もちろんこの現象は社会経済生活の必要性から起こった暫時的なものかも知れないが、見方によっては家族単位が親族全体によって合理的に活用されているともいえるし、また台湾人の家族意識の範囲の広さを物語るものと見てもよいだろう。したがって、家庭内の問題なり葛藤なりが家庭内にとどまらず、親族の間に容易に持ち出され、親戚の誰かが乗り出して問題に関与することも自由に行われる。台湾人の家族意識は観念的に血縁関係を越えてさらに拡大していく。親友はたやすく兄弟姉妹になぞらえられて兄弟の交わりに発展するし、その子どもたちもまた兄弟姉妹の呼称を用いていささかも違和感がない。

たとえば母親のかつての親友の息子がある日突然、「私は親戚の誰々です」と尋ねてきて、「お兄さん」と親しく話しかけるといった具合である。知己の小父さんがとくに近づきになると乾爸爸《かんばば》となり、小母さんが乾媽媽《かんまま》になり、その乾爸爸や乾媽媽から乾児子《かんあるつ》または乾女《かんにゅ》児《ある》と呼ばれて親身の世話を受ける。このように家族関係が外部に繰り広げられて、知己も家族に見立てられていく。「世界は一家」とか、「世界大同」という中国伝統思想は、まさしく現実生活で実践されていると言ってよいのである。おそらく家族を家庭という狭い枠内に孤立させない、家族と外界とが明確に区分されないことは、プライバシーから言って多少不便なところがあるが、それが家族危機の予防なり、解決なりにおおいに役立っているると思われるのである。当然このような家族関係は特有なものなので、日本人に対比させて台湾人を外国人の代表とするわけにはいかないが、親子心中問題を比較するうえで参考となるであろう。

この家族依存関係のひろさに直接関係のあることで、土居健郎氏の論ずる日本人の「甘え」の心理であるが(57)、氏の深遠な分析を引用することはおこがましいが、「甘え」が日本では社会の中のどの範囲にまでおよぶかということが述べられている。家族関係とくに母子関係を基本とした「甘え」が、学校・職場・そして社会一般生活の中へと広がっていくが、それが知己の範囲にとどまり、見知らぬ者にはおよばないといった限界があるようである。これをいいかえると、まったく見知らぬ者には、「甘え」だけでなく、遠慮や迷惑、また恥といった心理機制も急速に消えていくようである。他の国には「甘え」に相当する言葉がないこと自体、日本では「甘え」の内容が微妙な心理に仕組まれ、また「甘え」を必要とする場面がいかに複雑であるかを示している。なぜなら「甘える」ことが無意識にまたは野放図になされるのではなくて、多分に意識されたもので、仮にはっきり意識されていないとしても、非常な内面意識を伴うものだからである。その内面意識というのは、「甘える」ことが依存であり、「甘える」ことによって相手に迷惑をかけるかも知れず、遠慮にもとるかも知れず、批判を受けるかも知れず、さらにまた拒絶されるかも知れないきわどいものを含んでいる。「甘える」には一応「お言葉に甘えて」、相手の承諾を確認する必要がある。野放図に「甘え」たら、日本では、「いい気になって」ととがめられることを内面に意識しなかったら、とてもやっていけないはずである。結局のところ、気安く「甘え」られるのは家族に限られる枠内であって、外部に向かった「甘え」があったとしても、その波及する範囲は本質的には家族関係、さらに深くは母子関係の延長であって、刃に当てられた「甘え」であるということができる。日本の社会、人間関係が息苦しいといわれるのはこのためであろう。

親子心中の問題にもどると、自殺の心境にある親たちは、複雑微妙な「甘え」の人間関係にある社会にはとても入って行けないのではないかと想像される。もともと自殺に至らしめる問題の解決方法は、社会および人間関係の中にその糸口を見いださなくてはならないであろう。しかしその社会から完全に孤立することは、あたかも「甘え」の範囲が親子、とくに母子関係だけの最小単位に縮小されることであり、原型に戻ることであり、症候学的には退行現象である。残された子どもは親と同様に、この社会・人間関係の中で「甘え」ていくことなどとうていできないと考えるに違いない。このように、親子心中は親が主体性を確立できないため、あるいは親子間の過剰な依存心理のためと説明するよりも、家族全体が持つ対社会意識に重要な鍵があるのではないかと思う。

なお蛇足であるが、一家心中と親子心中を他殺―自殺のカテゴリーに入れて論じることにはなお異論があるかも知れない。とくに母子心中の場合、もし事件が外国で起こって母親が生き残った場合、殺人罪として起訴され罰せられるだろう。しかし母親が子どもと未分離状態にあったと考えるならば、当の母親およびその周囲の者は親子心中を殺人行為とは認めず、不憫の情が皆の心に先立つだろう。

「甘える」という言葉は存在しないが、台湾人は家族意識を血縁関係におしひろめ、知己に向かっても家族・親戚に準じた呼称を用い、人間関係を簡単に構成していくので、おそらく家族が孤立したり、社会と鋭く対立する状況はまれにしか起こらないし、また親子が社会の中で孤立無援になるという場面は想像しがたい。一方、西洋社会では個人の主体性とその社会性が強調されるので、同じく「甘え」の言葉が存在しないといっても、東アジアの家族依存関係とその延長としての社会依存関係のパターンとはよほど異なっている。

また違った意味で親子だけが社会の中で孤立無援の状態になることはないだろう。東アジアの血縁依存関係は長い歴史を通じて強調されてきたものであるが、日本ではいつのまにか血のつながりが親子関係の狭い範囲に限られ、濃縮された意味で受け取られ、家族と親族との間にかなりの隔たりが生じてきたように思われる。

親子心中の比較結果をかいつまんで述べると、日本では親が家族問題を家族のみによって解決しようとする意図が強く、その心情は社会に迷惑をかけないことが主となっており、子どもを道連れにすることによって他人を問題の中に引き入れまいとする。もちろん親子心中者の一部には、「こうして皆で死んで行く」という訴えの気持があり、いわゆるモラル・マゾヒズムといわれる心理で、依存対象に依存できなくなった恨み、その対象が罪責感でいっそう苦しむことを予期する心理が内在するかもしれない。しかしやはり親子心中の心情は、問題を内面化し、ノイローゼ的に悩み、これ以上やってゆけないから放棄的に引き下がるという動機が主である。心中による被害者はほとんどが子どもで、家族以外の者を道連れにすることはまれであり、この傾向は親が子どもの養育としつけの全責任を持つものと考える日本の親たちのあり方と非常に関係があると思われる。このことは多くの学者たちの日本の育児様式研究の中で語られたことであり、親たるものは子どもの生い立ちのみならず、成長して社会生活を営む子どもの行動までも、親の責任と感ずるほどである。親のこのような態度に呼応して、子どもはいったん独立するようになれば、親に心配をかけまいと努力するであろうし、また自分の家庭内の問題を自分で解決しなければ、親を苦しめることになると考えるであろう。

これと比べて、台湾の自殺傾向は、家族心中のケースが比較的少なく、家族心中の中に夫婦心中のケースが見当たらない。また他殺―自殺型においては、少数の母子心中を除いて、被害者の大部分は家族以外の者であり、自殺の方法も自己顕示的で怒りの発露がはっきりしている。このことは対人葛藤を家庭内にとどめず、また自殺も家庭外ですることが多く、道連れ自殺の場合、その対象を家族内の者に限定しないなど、日本の自殺形態とまったく対称的である。生活上の問題が家族外の者との間により多く起きるのも外界との接触が多いためとも考えられる。たとえば、複数自殺の組み合わせは情死と、夫とその愛人関係にある対象といった間柄が主であり、また無理心中による被害者は自分の子どもよりも、岳父母、前夫の子、夫の恋人などさまざまで、家族に限らない。これは問題を家庭のみにとどめていない証拠である。

母子心中ははなはだ痛ましいことで、道連れにされる子どもたちの運命を、ただ悲愴として許容する人はいないであろう。家族心中を予防するには、まず母親が自我の主体性を確立することが先決問題といえるかも知れない。しかし主体性の確立というのは欧米を基準とした現代精神医学および精神保健上の理論であって、母親がしなければならないと考えている内容とはどうも結び付けにくい。文化背景と社会規範を確認しなければ、予防を論ずるわけにはいかない。また台湾人の家族意識の幅の広さを応用して、家庭内の問題を親戚や知己の手にもっと委ね、もっと多くの援助の手を得てはどうかと一足飛びにも考えられないだろう。親子心中が文化背景を持つということは研究上の興味であるが、だからといってその文化背景を何らかの方法で断ち切って親子心中をなくしてしまうというわけにもいかないであろう。絶望状態に陥りつつある家庭がいち早くその周囲のひとびとに発見され、周囲の皆が家族のしきいを暫時乗り越えて、誰もがその問題に関与できるというふうに考えたらどうであろうか。また社会の人たちが問題にいっそうの関心と理解を深めるならば、他人から家のもめごとに気がねすることなく立ち入ってもよく、家庭に問題が起こっているときは恥じずに外に持ち出しても、誰かと話し合ってもかまわないという環境を作り出すところに到達しなくてはならないであろう。

二〇年前に以上のような討議をした。しかし年が経つにつれて、ほとんど忘れ去られたように親子心中という言葉を聞くことがなくなった。親子心中が文化背景を持つ現象であるならば、この二〇ないし三〇年間に日本の社会にそして家庭生活に大きな変化が起こったというべきであろう。どこの国でも自殺率の変動は社会・経済状況に大きく左右されるが、家庭生活の在り様は、母子関係の変化があって親子心中が激減したとすれば、その変化とは何であろうか、説明が必要である。

補　遺　台湾精神医学のあゆみ

Ⅰ　中脩三氏の精神科教室

戦前の台湾医学教育関係者、すなわち多くの卒業生先輩たちが戦後日本各地で活躍を続けられたが、とくに九州と沖縄に台湾ゆかりの医師たちが多い。琉球大学医学部精神保健学教室の石津宏氏は、ご尊父が台北医学専門学校卒業後台中で婦人科を開業しておられた頃、生まれ育ったということで、生家を何度も尋ねられている。一九九五年六月の「台湾大学医院百周年記念大会」に石津氏が参加したおり、彼から「恩師中脩三先生を偲ぶ」と題する書籍の余冊をいただいた(66)。この書から、中氏のかつての同僚師弟たちが執筆した多くの文を通して、氏の台北帝国大学教授就任時期の様子がよく分かるのである。

もともと筆者は、終戦後しばしば台湾を訪れてこられた中氏には懇意にしてもらい、台湾での学会で氏に講演をお願いしたこともあり、おおよそのことは存じ上げていたが、立ち入った氏の経歴、業績については、この「恩師中脩三先生を偲ぶ」からくみとるところが多い。中氏は昭和二〇年の八月三〇日、終戦直後に軍用機で日本に帰還され、その後は黒沢良介氏が台湾に残留されて教鞭をとり、一九四六年十二月まで本科におられた。筆者のクラスが精神科実習に参加するようになった一九四七年に林宗義氏が赴任してこられたので、黒沢氏の薫陶を受けたのは戦後のクラスの第一期生だけであった。

終戦直後の大学病院精神科は確かに設備が悪く、雨漏りがしていて、外来で診察する医師のうしろから看護師が傘をさしている光景が見られた。当時旧精神科病棟の二階に二三床の病室が備えられていて、半地下室に戦前使用された病室が残っており、一階の研究室と外来はほとんど光が入らず、いかにも陰湿で、戦前の旧診療録、雑誌、論文などのコピーや破損した実験用ガラス器具などがじめじめした部屋に散在するのみであった。この時期を指して、台湾戦後の精神医学の状況は「完全空白」期と報告された(67)が、そのじつ、残された資料の中に何千冊におよぶ貴重な入院と外来旧診療録があり、それらは筆者の研究室に現在にいたるまで保管されている。そのほか、昭和十四年に始まる入院患者名簿、退院患者控簿、各種研究論文、「心理と医学」雑誌(68)など、雑多な資料が含まれていた。筆者はこれらをできるだけ保存し、その一部を台湾大学医院百周年記念集(69)に報告した。

一九九六年十二月に戦後台湾大学医院精神部が五十周年記念日を迎えた。そのとき、出版された記念集(70)に筆者は「昭和十四年退院患者控簿」の中に記されている記録を整理・数量化し、昭和十四年（一九三九年）から二〇年（一九四五年）に至る七年間に入院治療を受けた七八〇人の患者名簿を一覧表にして示し（表8）、中氏とその教室のことを再度報告した。控簿の第一号患者は、日本人女性、緊張病で昭和十四年五月二七日に入院、六月九日退院、退院時の予後は不変、主治医は加藤となっている。中氏は昭和十四年一月に台北帝大教授に昇任されたから、教授就任六カ月後に初めて入院病室を開設したことになる。看護師長が入退院名簿を記入したと思われる。この間、奥村二吉氏が助教授として四月に赴任した。昭和十六年五月に助手として赴任した渡辺元氏によると(66)、「病室は半地下室で、全部ベッドの大部屋で……其の後鉄筋コンクリートの高層建築ができて、隣の沢田内科がここに移り、そのあとに精神科が移り、病室が二階となったが、鉄格子がないので五、六名の患者が飛び降り、内一名が死亡した……電撃療法を多数行い、昭和十七年東京で行われた日本精神神経学会総会に発表した……戦時中には一部薬物が不足し、特にキニーネが不足していたが、インシュリンも不足し、インシュリンショック療法を行う事が出来なかった……」と述懐している。

表8に七八〇名の患者の退院時診断名、年度別、日台籍別、性別一覧表を示した。昭和十四年の退院患者数は五六人、次第に増加して昭和十九年に一八六人の最高に達したが、戦争終了の昭和二〇年には五三人に激減した。最後の退院患者は台湾籍男性・脳腫瘍で同年五月三一日に退院となっている。このころ台湾大学病院もアメリカ軍の爆撃で一部破損

表8　昭和14年（1939）から20年（1945）の7年間に台北帝大附属病院精神科に入院した患者の状況

退院時診断＊	昭和年度 14	15	16	17	18	19	20		日台籍別・性別 日男	日女	台男	台女	合計
精神分裂病	11	16	13	25	46	21	13		53	46	31	15	145
精神分裂病様反応	—	2	4	2	4	4	—		4	7	4	1	16
躁病	—	3	2	3	4	8	5		8	8	4	5	25
憂鬱病	3	5	2	5	14	4	2		16	14	3	2	35
憂鬱症（含反応性・初老期・老人性）	1	7	4	8	5	14	2		23	9	4	5	41
偏執狂（含敏感性関係妄想）	1	—	1	—	—	1	—		1	1	1	—	3
其他精神病（含老人性・妄想性痴呆）	1	1	5	1	2	3	2		3	9	2	1	15
心因性反応（含反応症）	—	4	3	3	5	4	—		3	11	5	—	19
神経症（含強迫・心悸・脳震盪後）	—	1	3	4	10	7	3		17	5	6	—	28
ヒステリヤ	3	7	15	21	18	16	4		11	36	7	30	84
神経衰弱	—	—	1	2	2	9	6		10	5	5	—	20
神経質	—	4	2	1	—	—	—		4	1	2	—	7
生理異常症（頭痛等）	1	—	2	1	1	1	—		5	—	1	—	6
精神分裂病質	—	1	—	—	—	—	—		—	—	1	—	1
変質者	—	—	—	1	1	—	—		2	—	—	—	2
症候性精神病	—	—	2	4	—	2	—		3	3	1	1	8
進行麻痺	6	11	16	10	22	17	4		47	11	23	5	86
脳・神経梅毒（含先天性）	10	3	2	3	2	7	—		17	1	7	2	27
酒精中毒	2	2	3	2	4	5	1		18	—	1	—	19
薬物中毒	—	—	1	3	6	4	2		9	4	2	1	16
神経系疾患（含脳出血・脳水腫）	8	5	5	3	9	17	5		25	13	12	2	52
癲癇	2	12	7	8	9	12	3		24	12	15	2	53
脳炎（含脳膜炎）	—	—	—	3	3	1	—		6	—	—	1	7
低能	3	—	—	1	1	—	1		4	—	1	1	6
精神鑑定	—	—	—	1	—	—	—		1	—	—	—	1
其他身体疾病	—	—	—	1	3	5	—		5	1	3	—	9
無診断	4	7	4	4	6	24	—		19	9	17	4	49
合計	56	91	97	120	177	186	53		338	206	158	78	780

＊：原記載のまま

し、全院大渓に疎開していた。表中の当時の診断名称と疾病種類は、われわれにとっては懐かしい内容である。分裂病（原記載のまま）は緊張型と破瓜型が大部分を占めており、精神分裂病様反応と合わせて一六一人（二〇・六％）と案外少なく、とくに目立つのは進行麻痺八六人（十一％）である。台北市居住人口のうち当時日本人が過半数を占めていたので、表中も日本籍患者が多く、男女差では男性が圧倒的に多い。統計比較に値する人数ではないが、日本人男性が三三八人（四三％）でもっとも多く、台湾籍女性が七八人（十％）でもっとも少ない。酒精中毒のほとんどが日本人男性であったことは特徴であろう。これらの数字から戦前の大学病院精神科の規模がほぼ想像できるが、戦前台湾医学の発展の五〇年のうち最後の七年間に、かなり発展した近代精神医学があったことを忘れてはならないのである。

戦前の中氏の医局には博士論文作成目的の研究員がかなりの数いたようであるが、その実情はさだかではない。前記の退院控簿の中に記されている受け持ち医の名前をたどると、年代順に次の名が出てくる。加藤（昭和十四、十五）、奥村（二吉、昭和十四〜十六）、井上（昭和十五）、八木（俊一、昭和十五、十六）、渡辺（元、昭和十六〜十九）、日高（昭和十七〜二〇）、永野（昭和十七〜二〇）、黒沢（良介、昭和十八、十九）、中（脩三、昭和十九、二〇）および何（開治、昭和二〇）など。

戦時中、多数の医師が応召した。例えば新福尚武氏は昭和十四年初夏に講師として赴任したが、すぐ招集されて台南で軍医に任じた。かつて医局長だった中本氏、入局した池田・上野両氏等の名前は上記の退院控簿の中に出てこない。

記録によると、中氏は大正十五年に九州帝大精神科に入局、神経病理学の研究にたずさわった。昭和九年、氏は台湾総督府精神病院（養神院）医長兼台北医学専門学校教授（大正八年設立）として初めて台湾に赴任し、昭和十二年に医専正教授となり、同年台湾総督府在外研究員の身分でドイツ、イギリス、アメリカ、フランスの各国に留学し、その間の一年半は米山達雄氏が科の主任の仕事を代行した。終戦時中氏は四四歳で、その翌年には母校九州大学にもどった。在台湾中、氏は脳神経化学方面の実験を主に続けたが、研究範囲は熱帯医学、社会精神医学、精神衛生学、高砂族の精神医学研究、臨床研究と幅広く、また勤勉・洒脱な人柄で、音楽・絵画などの趣味が広く、たいへんな活躍をされた。九州大学で十二年間教鞭をとった後、大阪市立大学で昭和四一年まで八年間勤められた。氏はまた国内外で精神保健・児童福祉・養護教育、さらに社会精神医学の広い領域にまたがって貢献され、またクリニックで患者治療にも従事された。

昭和五八年六月に第十回国際社会精神医学会で会長をつとめられたときが、氏の晩年の頂点であったであろうと想像される。昭和六三年二月、氏がなくなる前の年の秋、われわ

れはある日の夕方、氏が台湾大学医院精神科の外来で家族の方に伴われて呆然と立ってお
られるのを発見した。大脳退化の現象がはなはだしく、われわれをまったく認知できなか
った。氏が若かりしころ、十一年間を過ごした台北が忘れ難く、はなやかな過去を遊子望
郷の心情で訪ねてこられたもようであった。

II　戦前戦後における台湾の精神病院

一八九五年に「大日本台湾病院」が台北城外大稲埕の千秋街に設立された。それが台湾の公立病院の最初であった。一八九八年この病院は「台湾総督府台北医院」と命名されて台北市明石町に移転、これが台湾大学病院の前身となった。一八九九年台北に台湾総督府医学校が設立され、台湾出身の子弟の医学教育の始まりとなった。同年台北萬華にあった養済院が財団法人化され、養老院と精神養護所を兼ね備えた台北仁済院になった。一九一〇年に東京帝国大学の呉秀三氏が助手二人を引き連れて台中の大山におもむき高砂族の甲状腺腫とクレチン病の調査をしたという記録がある。一九一九年医学校が台北医学専門学

校と改称されて、台北医院を実習病院に指定した。台北帝国大学は一九二八年に成立したが、一九三六年に初めて医学部が増設され、その二年後に台北医院が「台北帝国大学医学部附属病院」と改名された。

一九二九年、中村譲氏が台北市宮前町に開設した養浩堂が、台湾の精神病院の始祖であるといわれる。この病院は後に火災に遭い、内埔に移転し、戦後に公立伝染医院に改組された。一九三四年松山五分埔に府立精神病院養神院が三年の時間をかけて建立され、一九三六年に精神病監護法および精神病院法が制定された。一九三七年、台中静和病院が代用精神病院に指定され、同時に台北養浩堂病院と台南永康荘病院が指定病院となった。これらの病院や、養護施設から精神病院に変貌した監禁式の病院はみな小規模のものであった。

一九四五年の終戦前には、少数の台湾出身の医師が精神科でつとめていて、前記の黒沢良介氏は一九四六年十二月まで教育にたずさわっていた。戦後医学部の第一期生三名が氏の教えを受け、一九四七年精神科に入局した(71)。戦中戦後の空白の後、精神科は新しい発展の時期に入る。一九四七年の一年間の外来患者数は二六六人にすぎず、一九四八年には四〇五人に増え、それから後、急激に増加して一九五五年に年三〇〇〇人台に達した。しかし精神病室の二三病床は初めから満床状態であった。医局員は異動がはげしかったが、一九四七年以降精神科の新入局者は毎年二ないし四人と絶えることがなかった。

林宗義氏は内村祐之氏の薫陶を受けて終戦後台湾に帰り、初めは後に錫口療養院と改名された養神院に寄り、大学精神科との合同による研究会を開き、一九四六年十月に台北市南郊木柵で精神疾患罹患頻度に関する一斉調査を始めた(34)。一九四七年初頭、林氏は講師として、新しく編制された台湾大学医学院神経精神科の主任に着任した。第二期医学院学生が彼の最初の講義を聴いた。林氏は自分が日本から精神医学の遺産をもらい受けたと述べている(67)。戦前からのドイツ精神医学に学んだ日本精神医学の遺産を、戦後台湾は受けついだのである。最初に使用した診断名も日本の診断名称と同じで、上記の地域調査を軸とする比較精神医学研究である精神疾患罹患頻度研究も、内村祐之・秋元波留夫・菅修氏らの一九四〇年初頭の一斉調査のレプリカであり、彼らに習って農村、地方小都市および都市を三つの地域のサンプルとして取り上げている。

筆者は一九四五年に北海道帝国大学医学部に入学し、その翌年台湾大学医学院第三期のクラスに転入した。クラスは、日本各地の医学部から転入してきた台湾人学生三〇名と、台北高校および台北帝国大学医学部予科卒業の三〇名との混成であった。若者たちはそのころ、新台湾建設の意気に燃え上がっていた。われわれのクラスの前後のクラスもほぼ同数の学生たちが集まった。戦後二年間残留になった多くの日本人教授たちにわれわれは教わった。アメリカ医学と直接・間接的に接触したのは一九五〇年代に入ってからである。

一九四八年夏、精神科の一斉調査の第三年目、すなわち古都台南市安平での調査にわれわれ第三期生十五名が、フィールドワークの手伝いに参加した。三週間われわれは安平近くにあるクラスメイトの葉英堃氏の大きな旧家に泊まりこみ、わずかのポケットマネーを持って、板床の上でゴロ寝をした。毎日の家庭訪問を炎天下で行い、中三日間の強烈な台風に遭ったときは完全に閉じ込められて閉口もしたが、われわれは結構エンジョイして、夜市に繰り出して遊んだりした。精神医学に魅了された同級生は多かったが、そのうち数人が足しげく精神科教室に出入りし、林氏から卒業論文のテーマをもらった。筆者がもらったテーマは「ゲーテの精神医学的考察――ゲーテ的人間の把握」であった。他の学生もニーチェやルソーなどの精神病跡学に関するテーマをもらった。

一九四九年、台湾は極度の混乱に落とし入れられた。共産軍に敗れた国民政府集団が台湾になだれ込み、この年までに六〇万人の軍隊を含む二〇〇万人が中国大陸から流入した。路傍・公園のいたるところに難民が溢れ、バラック小屋が林立し、食堂や小売店などが早速開かれた。移民たちは対岸の福建・浙江などの省人が多かったが、集団には大陸全域の出身者が混じり、軍政関係の男性が多数を占めていた。政府集団は日本人財産をおおかた「接収」し、北京語の国語教育を施し、それから三八年間におよぶ戒厳令体制を敷いた。

すでに終戦によってカルチャーショックをまともに受けた台湾人が、この新たな趨勢に押し流されて、それこそさらなる大ショックを経験したのである。卒業するまで日本語による医学教育を受けて一九四九年に卒業したわれわれは、急遽、北京語と英語とを同時に学習しなくてはならなかった。世の中は騒然としていたが、われわれはまだ学生気分で、仲間と卒業旅行をして南台湾各地の同級生の旧家に泊り歩いたり、また夏には筆者は心理学、考古人類学、哲学など専攻の仲間たちと台中霧社のタイヤル山地村落を訪れたりした。

新政府は大陸からアメリカ式医学を持ち込み、一九五〇年に台湾大学医院の診療録記載は日本語・ドイツ語から中国語・英語による記載へと切り替えられた。われわれ第三期生からインターンシップが始められ、続いて一九五〇年には新しくレジデント制が取り入れられた。

この頃から大学医院の先輩・同僚たちは、台湾大学医院が台湾の地域医療の立役者であるという使命感に燃えていた。同時に台湾大学当局が医学部に対して示した改革要綱は、いままでの研究・教育・臨床の主要任務の順位を、臨床・教育・研究に切り替え、地域住民への臨床服務を第一優先にすることであった。

移民到来後、病院の外来患者数が急増し、精神科病室ではインスリンショック療法、電気痙攣療法、持続睡眠療法、発熱療法などと、あいかわらず日夜多忙な日々が続いた。新レジデント制の最初の二年間、各科の医師全員が救急診察の係りに駆り出された。ちなみに一九四九年に大陸からもたらされた狂犬病が大流行したときは、発病した患者の観察と収容が精神科にまかされ、地下室に設置されていた旧精神科病室に計二三人引き受け、その最期を見届けた。

霧社のタイヤル族との最初の接触で、筆者は村落内に癲癇とアルコール中毒患者が多発している状況を観察し、精神科教室に報告した。これが一九四九年から一九五三年の足かけ五年にわたる教室の山地先住民族の一斉調査のきっかけとなった。高砂族四種族を選び、五地域二六村落、人口総計一一、四四二名を調査研究した(35)。

III　精神医療の新体制

台湾大学医院各科の先輩たちで新教員に昇任したスタッフたちが次々とアメリカへ留学した。奨学金は主にアメリカ医薬援華会（ＡＢＭＡＣ）、世界保健機関（ＷＨＯ）、国務省国際開発局（ＡＩＤ）などの機関から出された。みんな短期留学だった。各科の先輩たちが帰国すると、異口同音にアメリカ精神医学がたいへん発展していて、精神科は大人気であることを告げた。林宗義氏は一九五〇年から二年間ボストンで学んだ。われわれは力動精神医学・精神分析と精神療法に関する英・日文の書籍を読みあさった。林宗義氏も本を送ってくれた。面接法を学び、患者と坐って向かい合って話をするということに、開始後もなかなか馴れなかった。それまでは患者は診察用の回転椅子かベッドの上にしかいなかったからである。患者に坐って話をしようといっても、患者のほうもどぎまぎしてなかなか坐ってくれなかった。当直勤務の夜の時間を利用してある女性患者と面接をしたら、すぐさま特別な誤解を受けてしまうといった具合であった。

一九五五年に医学院教授会の後押しがあって、医学院六年生の神経精神科の実習時間が九週間と決められた。内容は精神医学が六週間、神経科学が三週間という割合で、両方を合わせれば内科や外科なみの時間数になった。数年後、卒業生のアメリカ留学ブームが起こり、これがその後二〇年間続いた頭脳流出である。卒業生の八五％が活路を求めて北アメリカ大陸に渡った。精神医学の十分な素養が、彼らのアメリカでの再学習と就職におおいに役立ったことをしばしば耳にした。

筆者も一九五六年ハーバード大学のマサチューセッツ総合病院（ＭＧＨ）で学ぶことになった。ちょうどアメリカから帰国したばかりのある先輩牧師に、台湾はアメリカ文明に一〇〇年の遅れをとっているといわれた。いくら勇んでもカルチャーショックの連続を覚悟しなくてはならなかった。ボストンでは、Ｅ・リンデマン氏たちスタッフのもとで精神分析治療の基礎を学び、また公衆衛生のＧ・キャプラン氏からはメンタルヘルス諮詢の理論と技術を教わった。すばらしい学問的経験をしたが、突として精神分析派の人たちに囲まれ、精神分析家を最終目標とする若いスタッフたちに混じって、自分自身を見失わないようにする努力は並大抵ではなかった。Ｅ・リンデマン氏は筆者に、精神分析医になることだけが精神科医の目標ではないと諭してくれた。また、発展途上国の精神科医は、その地域の需要に応じなければならないと言われた。

帰国してから後の精神分析の知識はすべて読書によった。とくにＬ・Ｒ・ウォルバーグ氏の精神療法の書(72)は、科の若いスタッフらと繰り返し長年にわたって訳読した。Ｋ・メニンガー氏の本(73)も同様にテキストにした。分析指向的精神療法がわれわれの目標であった。

力動精神医学の導入は、精神療法の普及、精神科医療知識の向上、スティグマの解消、全国精神保健事業の発展におおいに寄与した。一九五六年に「児童心理衛生中心」が設立され、当時台湾にＷＨＯが設置した Chaina-20 と称する精神保健事業の執行機関となった。一九五二年に始まった精神薬物の開発は、一九五八年頃まではそれほど進展を見なかった。ボストン留学時代にはまだ前頭葉ロボトミーの是非の討論がなされており、ＭＧＨ精神科の病室の薬棚にはクロルプロマジンが一種類置かれてあるだけであった。一九五〇年代の終り頃からインスリンショック療法と持続睡眠療法が急減し、発熱療法はペニシリン大量療法に取って代わられた。それまで、台湾大学神経精神科の入院患者の二〇%近くが進行麻痺患者であったのが、一九六〇年代に入るとこの種の疾患は急速に消失していった。一九五四年に初めて脳波検査室が設置され、一九五七年に神経科部門が科内で分科し、独立外来を持ち、同時に癲癇特別外来が設置された。洪祖培氏が神経科を受け持つことになった。同じ年に病室に作業療法室が設置され、家政科卒業生が作業療法士に起用された。この作業室を集まりの場として数人の退院患者がグループを作った。これが後のデイケアセンターの雛型となった。陳珠璋氏が集団精神療法を指導し発展させた。一九五八年に二期後輩の徐澄清氏が「子どもの患者を診るのが好きだ」と言い出したときの表情をよく覚えている。彼はその年ジャジベイカー・ガイダンス・センターに留学し、その後児童精神医学の第一人者となった。

一九五〇年代は多職種間チームワークが徐々に形成された時代だった。まず臨床心理士(心理師)、次いでソーシャルワーカー(社会工作師)、作業療法士(職能治療師)と、新しいポストが大学病院内に作られた。このときの人事室事務官の抵抗はすさまじかった。各科の主任たちが精神科の応援をしてくれた。看護師(護理師)も看護婦の名から抜け出して独立作業の体制を整え、チームワークの中心となっていった。その後の二〇年間に二〇名のスタッフが国際奨学金で米英諸国に留学した。その中の七名が最後まで科に残って中心的役割を果たした。台湾大学医院で作り出した精神科のチーム編制は、その後の全国精神療養院新設時の人員編制のモデルとなった。

一九五〇年代の終わりごろに大学卒業生のいわゆる「頭脳流出」が始まった。どの分野もアメリカは人材を急速に吸収し、多くの学生が在学中に英会話を学び、出国を試みた。出国率はすぐに八五％に達した。出国しないで国内に留まっている者は何か欠陥を持っている者のように思われた。大学医学生の臨床実習の時間数も内容も、アメリカ側が要求するレベルに達していたから、容易にインターンやレジデントの職が得られた。「頭脳流出」は一九八〇年ごろまで続いた。二〇年以上におよぶ期間、われわれが訓練し教育した若い医師たちの多くはアメリカに定住し、無数の教授級の台湾出身者が各地で活躍するようになった。一方には地域精神医療と精神保健にかかわる事業にまったく乗り出さない政府の態度と、また一方では堰を切って若い人材が流れ出したために、長らく台湾の精神医学界も低迷した。それでも若者たちの精神医学への興味は決して絶えることなく、入局者は毎年後を絶たなかったが、われわれのもとで育った有能な卒業生は少なくとも数百名は頭脳流出の波に乗って出て行った。精神科を希望したが、親たちの猛反対に遭ってしおしおあきらめてしまった多くの学生たちの姿をよく覚えている。精神疾患、精神科に対する社会の差別・スティグマ化は相変わらず強く、政府が一九八五年に初めて本気で地域精神医療計画に乗り出した時点では、精神医学会のメンバーは二〇〇名に過ぎず、精神科医の割合は人口一〇万人につき一名に過ぎなかった。

公務員待遇である大学医院医師の給料は低かった。裕福な家庭の出身者でなければ、大学医院に残れないと言われた。給料の補填としてスタッフ医師たちの自宅での夜間開業が始まった。増加の一途をたどる患者たちの中から、大学医院での治療よりプライベートにスタッフ医師個人の指定治療を望む者が続出した。忙殺される昼間の時間を避けて夜間にスタッフ医師の家に患者が集まった。医療保険のない時代であった。「患者に助けられて生活ができた」と述懐する当時のスタッフ医師は多い。

しかしこうした夜間開業に対する批判が一九七〇年代に次第に高まり、大規模に開業してしまった何人かの名医たちが大学医院から追われた。一九八〇年代に入ると、夜間開業は違法として取り締まられるようになった。一九七七〜七八年ごろから大企業集団の総合医院への投資・経営の気運が高まり、多くのスタッフ医師を吸収し始めた。同時に、アメリカでは外国人医師への規制が強化された。すなわち就業者にグリーンカードを要求する制度に切り替えられて、そこで頭脳流出は頭打ちとなった。大学医院が新設の数多くの総合医院の後押しをして、教育スタッフを送り出すことになった。精神科もこの大きな動きに同調し、新総合医院精神科と新設精神療養院に、四年間のレジデント研修訓練終了後「精神科専科医師」の資格を取った若い指導者たちを送り出した。

一九五〇年代のもうひとつの特徴として、力動精神医学的思考から精神病院の監禁式管理への批判が高まったことが挙げられるであろう。その頃から精神病院自体が多くの学者たちの研究対象になった。A・F・スタントンら(74)は精神病院内の各職域スタッフ間の意見の合意度が患者の治癒率に直接影響することを指摘し、文化人類学者であるW・コーディル氏(75)は、精神病院内の治療スタッフがいかに患者に対して権威的であり、治療者―患者間の疎通を欠くかを指摘した。各地で精神病院の解放制度が提唱され、われわれも一九六一年に病棟のオープンドアに踏み切った。反対論も多く、患者の離院と自殺事件が起きるたびに、きびしい批判がなされたが、われわれが残した記録から、病棟解放前三年間と解放後三年間に起こった患者の離院と自殺件数は同数であった。危険な患者一人のために他の数十名の患者を一律に監禁してしまう体制的思考は改められた。

一九六五年に新設された台湾大学医院精神科のビルの最上階に一二〇坪の作業療法室を設置し、精神科デイ・ケアセンターもそこで正式にスタートした。デイ・ケアも入院形式を取り、看護師が中心となって管理治療にあたった。最初二〇名の患者数であったが、徐々に拡大して、二〇〇三年現在では児童部を含めて一六〇名の規模となっている。一九八五年以後の政府による地域精神医療の発展計画は精神障害者の社会復帰すなわち第三級予防に力を入れたが、われわれはデイ・ケアを復帰活動の重要な一環として主張し、一九九五年に実施された全民健康保険に繰り込まれ、全台湾各地の精神病院に布設されたデイ・ケア患者総数は二〇〇三年三月現在で四、七〇〇人あまりに達した。ちなみに精神病院病床数は台湾総人口二、三〇〇万人に対して約一六、〇〇〇床、すなわち人口一万人につき七床程度で、これが一〇床を超えないようにという目標が定められている。

Ⅳ　フォルモッサン・スタディ

Formosa とはポルトガル語の美麗島である。前記の比較精神医学の調査研究は、一九四六年から一九四八年までに台湾三地域で一斉調査が行われ、調査対象人口は一九、九三一人であった。この結果は一九五三年に雑誌 *Psychiatry* に発表された(34)。次いで一九四九年から一九五三年までに台湾高砂族を比較文化の対象に選び、調査対象人口は一一、四四二人におよんだ。この研究結果は一九六一年と一九六二年に日本と英国で発表された(35)。最初の調査（一九四六年〜四八年）から十五年後、すなわち一九六一年〜六三年までの間、台湾社会の変容と戦後人口構成の変化が精神疾患の発生頻度にいかに影響したかを調べるために、台湾三地域の再度一斉調査を同一チームによって施行した。その結果はハワイのイースト・ウエスト・センターから発表された(76)。この三つの調査の結果が、後に疫学研究の代表的シリーズとして、フォルモッサン・スタディと呼ばれるようになった。その結果のあらましを表9にまとめた。

研究の主な結果を箇条書にすると以下の通りである。

①世界各国の比較精神医学の研究結果は、各国が使用する精神障害診断基準の差異と、調査方法の違いによって正確に比較することができない。しかし台湾人の第一期研究の結果は、精神病性疾患の罹患頻度が各国の中間の位置にあることが示されており、非精神病性疾患一般、とくにアルコール依存症の発生率が非常に低いことがわかった。

同一研究チームが、異なる文化背景の人口集団を同一方法で調査したり、異なった時期に同一集団を反復調査することは、研究方法の上からきわめて有用である。

②伝統的小規模社会またはそれに近い社会は、平和であり精神疾患の発生頻度も低いで

表9　台湾三地区および先住民の精神疾患罹患率比較（対人口1000）

診断	台湾人				大陸移住民
	台湾先住民四族 1949〜1953	現在地住民 1946〜1948	現在地に15年以上居住 1961〜1963	現在地に15年以内に移転 1961〜1963	中国大陸より15年以内に移民 1961〜1963
精神病性疾患	3.9	3.8	3.3	2.3	3.0
統合失調症	0.9	2.1	1.4	1.2	1.9
躁うつ病	0.9	0.7	0.6	0.2	0.1
老年精神病	0.3	0.3	0.5	—	—
其の他精神病＊	1.9	0.7	0.8	0.8	0.9
非精神病性疾患†	5.6	5.6	13.6	16.4	20.9
精神遅滞	2.3	3.4	5.1	3.7	2.9
人格障害‡	1.4	0.9	} 1.5	0.6	1.9
アルコール依存症‡	1.1	0.1			
神経症†	0.8	1.2	6.9	12.1	16.1
全精神疾患†	9.5	9.4	16.9	18.7	23.9
調査人口	11,442	19,931	24,320	4,864	9,840

†：$p<0.001$　‡：$p<0.01$　＊：$p<0.05$

あろうという仮説は一部証明された。すなわち統合失調症が台湾高砂族間できわめて少なく、親密な村落内の人間関係が予防的役割の功を奏するものと考えられた。しかし彼らには、癲癇と脳器質性精神病の発生頻度が高く、また一部の部族には高率にアルコール依存症が見られた。これには低開発地域における急性伝染性疾患の流行が関係しており、また一部の地域での特殊な社会文化要因が高度なアルコール乱用に関わっていることを発見した(77)。

発展途上国の統合失調症の予後が比較的良好で、先進国の統合失調症の予後が不良であるという事実(78)を、われわれの高砂族の調査研究がすでに証明していた。

③台湾三地域の十五年後の追跡調査研究の結果は次の通りである。すなわち精神病性疾患の頻度は、きわめて大きな社会変動に逢ってもその影響を受けず、ほぼ同率を維持するが、非精神病性疾患、とくに神経症の発生率は著しく増加した。

その増加の程度は、調査現在地に継続居住していたグループに約六倍増、台湾島内を移動して調査現在地に十五年以内に転入してきた台湾人グループに約一〇倍増、そして中国大陸から台湾に移民として渡来したグループに約十三倍増の神経症の発生が見られた。

④このような調査研究は疫学の領域に発展し、各地で研究方法と統計分析法が編み出され、直接的には国際精神疾病診断基準の方向付けが行われ、一九六六年以降のＷＨＯによる国際統合失調症パイロット研究(5)につながっていった。一方台湾内では、疫学的資料が、その後の全国精神保健行政のための基本データとして活用された。

おわりに

超文化精神医学の真義は、文化精神医学の研究が皮相なものに終わってしまわないように、文化と精神疾患の研究に従事する研究者が自分が依拠する文化を超越する、すなわち自らをトランスして他文化の中にも目を配ることをいう。数字で研究資料を表示することは大事であるが、たとえば疫学的資料は数字以上の内容を説明してはくれないといわれる。疫学の大家でもあった加藤正明氏が亡くなられる前に筆者に言われたことは、「これからの文化精神医学の研究方法はどう展開するのかな」であった。氏が宿題として残していかれたことである。さらに再考を要するのは文化精神医学の実践とは何を指すのかの問題である。社会精神医学の研究の延長線上に実践としての地域メンタルヘルスの膨大な領域の仕事がある(79)。では文化精神医学の研究の果たすべき実践とは何であろうか。無数に行われた国際間研究と研究会がその実践かと思われた。しかし否、それらはまだ研究の範疇にある。グローバル化の中での個人の文化摩擦の問題とその解決策を討議することもまだまだ実践とは言えない。それは、もっと大きく乗り越えて人類全体のメンタルヘルスへの貢献に届かなければならない。といってもそれは手の届かない話である。ひとつだけ言えることは、人類文化の成熟した姿を求めるためには、戦争のない世界を作り出すことである。

幸い、この二〇年間に台湾の精神医学は飛躍的発展を遂げた。頭脳流出が止まったこと、経済発展、地域精神医療の行政改革、国民健康保険の実施、専門（専科）医師制度の確立、精神医療所の改善と拡充、精神衛生法の施行と相続いた措置によってわれわれの環境は一変したかの感がある。一九八五年当時、精神科医師数が二〇〇人であったのがいまや九〇〇人を越えて千人に近づきつつある。この数は人口一〇万人につき精神科医が一人であったのが、二〇年たった現在、人口二万人につき一人の割合になったのである。現代精神医学が我が地に根をおろすのを喜びでもって見守っている。

本書の出版計画と進行については、西村康氏の多大な援助を受けた。心からお礼申し上げたい。また始終心の応援をしてくれた妻眞須美に感謝する。

二〇〇四年一月

林　憲

註

（1）前身は国際心身医学会アジア部会（ＡＣＩＣＰＭ）と称した。二〇〇〇年第九回東京会議において現在名に変更。

（2）祖父江孝男『文化とパーソナリティ』、一九七六、弘文堂。

（3）林憲「精神科初診患者之性別及年齢形態：廿一年間之変化」、「中華精神医学」、1987, **1**:13-24.

（4）Morrison, J.R.: Changes in subtype diagnosis of schizophrenia; 1920-1966, *Am. J. Psychiat.*, 1974, **131**:674-677.

（5）World Health Organization: The International Pilot Study of Schizophrenia, Vol.I, 1973, Geneva, WHO.

（6）Rin, H., Schooler, C., Candill, W.: Culture, social structure and psychopathology in Taiwan and Japan, *J.N.Ment.Dis.*,1973;**157**:296-312.

（7）林憲『歇斯得里性精神官能症：臨床背景及症状之変遷』、中華民国神経精神医学会刊、1986, **12**:28-40.

（8）Witkower, E.D., Rin, H.:Transcultural psychiatry, *Arch.Gen.Psychiat.*, 1965, **13**:387-394.

（9）笠原嘉『アパシー症候群：高学歴社会の青春心理』、一九八四、岩波書店。

（10）台湾ではアメリカ製精神薬物の使用がもっとも多量を占め、ＳＳＲＩの使用は日本の一九九九年のＳＳＲＩ年より十年も早い。

（11）Murphy, J.M., Laird, N.M., Monson R.R., et.al.: A 40-year perspective on the prevalence of depression; the Stairling County Study, *Arch. Gen. Psychiat.*, 2000; **57**;209-215.

（12）この病歴のマイクロフィルムの作成と、その後の保管については、台湾大学医院病歴室主任范碧玉女史の絶大な援助を得たことを特記し、深謝したい。

（13）Kumakura,N., Ito,H., Mori,I.,et.al.: Attitude change towards mental illness during nursing education—A cross-cultural study of student nurses in Korea, Republic of China and Japan, *Asia Pac. J. Public Health*, 1992/93, **6**: 120-226.

（14）遺伝子疾患は、主に染色体異常、単一遺伝子病、多因子疾患、体細胞遺伝疾患の四つに分類され、精神病は多因子疾患と考えられるようになった。しかし、単一遺伝子病（メンデル型疾患）と同定されたものは、現在まだ存在しない。

（15）Rin, H. & Huang, M.K.:Neurasthenia as nosological delemma, *Culture, Medicine & Psychiatry*, 1989, **13**: 215-226.

（16）Kleinman, A.M.: *Patients and Healers in the Context of Culture*, 1980; Univ. of California Press, Berkeley.

（17）林憲・陳珠璋・林信男等『貧戸家族対精神疾病的看法』、中華民国神経精神医学会刊、1977, **3**:31-41.

（18）大貫恵美子『日本人の病気観』、一九八五、岩波書店。

(19) 林憲・呉英璋「台湾地区民衆心理障碍及対精神疾病之態度之分析」、中央研究院民族学研究所、二種之二〇、1988; 507-551.

―――「台湾地区民衆医療態度及行為之分析」、中央研究院民族学研究所、二種之二〇、1988; 553-594.

(20) 高橋紳吾『きつねつきの科学』、一九九三、講談社。

(21) Linton, R.: *Culture and Mental Disorders*, Devereux,G.(ed.), 1956, Charles C. Thomas, Ill.

(22) Yap, P.M.:Koro—A culture-bound depersonalization syndrome, 1965, *Brit. J. Psychiat.*, **111**:43-50.

(23) Rin, H.: A study of the aetiology of Koro in respect to the Chinese concept of illness, 1965: *Intern. J. Soc. Psychiat.* **11**: 7-13.

(24) Kiev, A.: *Transcultural Psychiatry*, 1972, The Free Press, New York.

(25) A・キーフ『トランス文化精神医学』、近藤喬一訳、一九八二、誠信書房。

(26) Mo, G.M., Chen, G.Q., Li, L.X., et. al.: Koro epidemic in Southern China, in Lin, T.Y., Tseng, W.S., Yeh, E.K. (Ed.): *Chinese Societies and Mental Health*, 1995, Oxford Univ. Press, Hong Kong.

(27) Spitzer, R.L., Gibbon, M., Skodol, A.E., et.al.: *DSM-IV Case Book*, 1994; American Psychiatric Press, Inc., Washington D.C.

―――: *DSM-III-R Case Book*, 1989; American Psychiatric Press, Inc., Washington D.C.

(28) 張燕恵・林憲・陳珠璋「畏寒症五例報告」、中華民国神経精神医学会刊、1975, **1**: 9-13.

(29) 西村康「シャーマン文化と精神医療」、荻野恒一編『文化と精神病理』、一九七八、弘文堂。

(30) 佐々木雄司「我国に於ける巫者（shaman）の研究」、「精神経誌」1967, **69**:429-453.

(31) 藤崎康彦「身体と社会――トランスを通してみた」、「フォーラム」第10号、一九九二―九三、跡見学園女子大学文化学会編。

(32) 林憲「南台湾の憑霊」、「精神医学」、1999, **41**: 443-446.

(33) 仲村永徳「沖縄の憑依現象――カミダーリィとイチジャマの臨床事例から」、「精神医学」、1998, **40**: 445-449.

(34) Lin, T.: A study of mental disorder in Chinese and other cultures, *Psychiatry,* 1953, **16**: 313-336.

(35) 林憲「台湾山地原住民の精神疾患罹患頻度並びに病像に関する研究」、「精神神経誌」、1961, **63**: 480-500.

Rin, H. & Lin, T.: Mental illness among Formosan aborigines as compared with the Chinese in Taiwan, *J. Ment. Sci.*, 1963, **108**: 134-146.

(36) Kleinman, A.: *Rethinking Psychiatry; From Culture Category to Personal Experience*, 1988, Free Press, New York.

(37) 一九七一年十二月、東京でＷＨＯ主宰による7th Seminar on the Standardization of Psychiatric Diagnosis, Classification and Statistics が開催された際、筆者も出席の機会があった。討議の主題は酒精障害と人格障害であった。

(38) Lindeman, E.: Symptomatology and management of acute grief, *Am. J. Psychiat*. 1944, **101**: 141-148.

(39) Caplan, G.: *An Approach to Community Mental Health*, 1961, Grune & Stratton, New York.

(40) Caudill, W. & Weinstein, H.: Maternal care and infant behavior in Japan and America, *Psychiatry,* 1969, **32**:12-43.

（41）野口正行「文化精神医学の最新の動向—医学人類学との関連で」、「精神医学」、2003, **45**:460-473.

（42）林憲「文化精神医学」、「社会精神医学」、1978, **1**：53-62.

（43）林憲「伝統価値指標とストレス反応について—疫学的見地から—」、「ストレス科学」、1994, **9**:6-11.

（44）Chance, N. A.: Acculturation, Self-identification, and personality adjustment, *Amer. Anthropol.* 1965, **67**: 372-393.

（45）Chance, N.A., Rin, H. & Chu, H.M.: Modernization, value identification and mental health: A cross-cultural study, *Anthropologica,* 1966, **8**: 197-216.

（46）Rin, H., Chu, H. & Lin, T.: Psychophysiological reactions of a rural and suburban population in Taiwan, *Acta Psychiat. Scand.* 1966, **42**: 410-473.

（47）加藤正明「疫学的精神医学 Epidemiological Psychiatry の動向」、「精神医学」、1975, **17**: 116-126.

（48）Schooler, C. & Caudill, W.: Symptomatology in Japanese and American Shizophrenics, *Ethnology*, 1964, **3**: 172-178.

（49）Hallowell, A.I.: Values, acculturation and mental health, *Am. J. Orthopsychiat.,* 1950, **20**: 732-743.

（50）Kramer, M.: Cross-national study of diagnosis of the mental disorders: Origins of the problem, *Amer. J. Psychiat.*, 1969, **125**: (Suppl. I)

（51）岩井寛・阿部亨『森田療法の理論と実際』、一九七五、金剛出版。

(52) 高橋徹『対人恐怖：相互伝達の分析』、一九七六、医学書院。
(53) 北西憲二・李時烱・崔玉華・中村敬「東アジアにおける対人恐怖の発見とその治療」、「精神医学」、1998, **40**: 493-498.
(54) 西村康「「気」と精神医学」、現代精神医学大系、第25巻『文化と精神医学』、一九八一、中山書店。
(55) Sifnios, P.E.: The prevalence of alexithymic characteristics in psychosomatic patients, *Psychother. Psychosom.* 1973, **22**: 255-262.
(56) Lee, M.B., Rin, H. & Schmale, A.H.: Crosscultural comparison of the nature and formation of psychosomatic symptoms—Taipei(ROC) and Rochester(USA), Presented at the regional symposium of the meeting of WPA, August 20, 1986, Copenhagen.
(57) 土居健郎『「甘え」の構造』、一九七一、弘文堂。
(58) Compton, W.M., Helzer, J.E., Hwu, H.G., et. al.: New methods in crosscultural psychiatry: Psychiatric illness in Taiwan and the United States, *Am. J. Psychiatry*, 1991, **148**: 1699-1704.
(59) Hwu, H.G. & Compton, W.M.: Comparison of major epidemiological surveys using the diagnostic interview schedule, *Inf. Rev. Psychiat.*, 1994, **6**: 309-327,
(60) Rin, H.: Depression in Taiwan: Contemporary findings, *Intern. Med. J.*, 2002, **9**: Suppl.No.1, p.8-14.
　この論文の出処はわれわれが目下継続している東亜文化精神医学会（ＥＡＡＣＰ）の六本木で開かれた第八回会議（二〇〇一年七月二六—二八日）のプロシーディングである。主題はうつ病であった。次いで第九回会議が二〇〇二年十二月十九—二一日、台北で挙行され、主題は社会変遷とメンタルへルスだった。本学会は韓国、日本および台湾の各国七名ずつの学者から組織される学会で、一九八七年にソウルで発足した。

（61）Kleinman, A.: Neurasthenia and depression: a study of somatization and culture in China, *Cult. Med. Psychiat.*, 1982, **6**: 117-190.

（62）木村敏『人と人との間』、一九七二、弘文堂。
岩井寛・北西憲二『うつ病』、一九八二、日本文化科学社。

（63）本節は二〇〇二年八月二五日、横浜パシフィコで開かれた第十二回世界精神医学会中の加藤正明、飯森眞喜雄主宰のシンポジウム「精神医学からみた死と悲傷反応」に提出した講演内容である。(Symposium S-179)

（64）林憲「精神徴候の通文化比較からみた親子心中」、家族精神医学2、『精神障害と家族：文化と家族』、加藤正明・藤縄昭・小此木啓吾編、一九八二、弘文堂。

（65）一九六九年に台北市の長老教会病院馬偕医院に最初の自殺予防センターと命の電話が設置され、筆者は創立者のひとりとして、三年間にわたり実務にたずさわり、同時に馬偕医院精神科の設立に成功した。

（66）大阪市立大学医学部神経精神医学教室『恩師中脩三先生を偲ぶ』、中脩三先生門下生関西在住有志、一九九一、大阪。

（67）林宗義『精神医学への道――東西文化に跨って』、一九八四、東京大学出版会。

（68）日本精神療法医学会「心理と医学」、第一巻・第二号（一九四四年八月三〇日発行）、第一巻・第三号（一九四五年二月十六日発行）、台北帝国大学医学部精神医学教室。

(69) 林憲『精神科之旧病歴及古装論文』、台湾大学医院百年懐旧、一九九五、国立台湾大学医学院附設医院、台北。
(70) 林憲『旧台北帝大医学部精神医学教室事略』、五十載浮沈：台湾大学医院精神部五十年紀要、一九四六〜一九九六、台湾大学医院精神部、台北。
(71) 陳珠璋『憶昔念師』、神経精神科廿五周年記念刊、一九七二、国立台湾大学医学院附設医院、台北。
(72) Wolberg, L.R.: *The Technique of Psychotherapy*, 4th Ed., 1988, Philadelphia,Grune & Stratton.
(73) Menninger, K.: *Theory of Psychoanalytic Techique*, 1958, New York, Basic Books.
(74) Stanton, A.F. & Schwarz, M.S.: *The Mental Hospital*, 1954, New York, Basic Books.
(75) Caudill, W.: *The Psychiatric Hospital; A Small Society*, 1958, Mass., Cambridge, Harvard Press.
(76) Lin, T., Rin, H., Yeh, E.K. et.al.: Mental disorders in Taiwan, Fifteen Years later: Caudill, W. & Lin, T.(Ed.): *Mental Health Research in Asia and the Pacific*, 1969, p.66-91.
(77) Rin, H.: The alcoholism problem in Nan-Shih Ami people, 1957, Studia Taiwaniea, **2**:7-16.
(78) Torrey, E.F.: *Schizophrenia and Civilization*, 1980, New York, Jason Aronson Inc.
(79) 佐々木雄司『生活の場での実践メンタルヘルス』、二〇〇二、保健同人社。

解題

西村　康

この本のタイトルは「文化精神医学の贈物——台湾から日本へ——」であるが、著書の掲げる「文化精神医学」は transcultural psychiatry を指していると解して差し支えないと思われる。本文でも述べられているように、著者は transcultural psychiatry を文化精神医学の世界的実践と考えているからである。transcultural psychiatry という術語は、もともとカナダのマッギル大学のE・D・ウィットカワー氏と著者による一九六五年の論文 "Transcultural psychiatry" で初めて用いられたものである。日本では、transcultural psychiatry は、後述するようにいささか独自の展開があったが、著者である林憲先生のそれは、ウィットカワーとの共同研究に始まり、北米の精神医学者たちとの親密な交流の上に築きあげられたものである。言い換えると、林憲先生の研究の足跡は正統な transcultural psychiatry の歴史なのである。その先生の著書が日本で出版されることは、二一世紀の日本の精神医学領域のみならず医療人類学や比較関係文化論などの広い分野における記念碑的な意義をもち、それぞれの研究がより実りあるものへと触発されるにちがいない。

第一章　社会文化変容と精神疾患

洋の東西を問わず、精神病者はさまざまな形で差別・偏見のレッテルを貼られてきた。日本では、近代精神医学の病名もそれに一役買い、病名でひとくくりにされた患者たちは、個人としての人間の尊厳を剥奪されてきたことも事実である。日本で二〇〇二年に精神分裂病が統合失調症に名称が変更されたが、その元である西欧語の **schizophrenia, Schizophrenie, schizophrénie** の変更はされていない。病者の人権に対する考え方や対応、社会状況に大きな差異がある。日本や中国などでは、西欧語の疾患名の翻訳には惨憺たる苦心と侃侃諤諤の議論がなされ、漢字が使用されてきた。漢字は表意文字であるため、漢字病名はその概念規定よりもイメージが先行し、差別と偏見を助長、一般化させてしまう側面があるのかもしれない。しかし、中国語と日本語の漢字病名の差異には、その疾病の捉えかたに文化が反映されていることは興味深く、ときに意表をつかれる。このような事柄にも文化精神医学の課題がある。

人びとがどのような文化・社会の価値観や制度（ノモス）に依拠し、そこでどのような人間関係を構築しているかによって、統合失調症の病型が変化することを荻野恒一氏が社会精神病理の観点から報告しているが、本書では疫学研究から、時代とともに破瓜型と緊張型が減少し、妄想型と鑑別不能型・境界例が増加していることを跡付け、文化・社会変動と病型の親和性、さらには国民性に言及している。

ある文化が際立たせ、析出する病態は、文化に内在する病理を逆照射するとも考えられる。ギリシャ語の子宮に由来する病名であるヒステリーが、女性に対する根拠のないスティグマであるにもかかわらず、つい最近まで正式病名として使用されてきたのであるが、台湾大学医院のヒステリーの男女比が戦後まもないころにはほぼ同じであったのが、一九八〇年代の平和時には、女性が男性の約四倍になったという。このことは「平和時」といえども女性にとっては、ある種の戦時体制であるのかもしれず、性差と文化を論ずるとき、ジェンダーのバイアスが入る可能性を付け加えておきたい。薬物などの治療の開発や疾病に関する情報がマスメディアを介して普及すると、受診患者の疫学的変化がもたらされることは多くの臨床家が経験している。更年期うつ病の患者は、婦人科で更年期障害患者としてホルモン補充療法を受けているかもしれない。

診療録は、患者に関してだけでなく、それを記録する治療者の病者観や精神医学体系のかけがえのない歴史記録である。ドイツでは一九八〇年代以降、若い精神科医たちによって保管されている診療録をもとに、ナチズムやナチズムに先行する思想との関連で、ドイツ精神医学の見直しがなされているという。transcultural psychiatry の実践のひとつとして、診療録を資料の貴重な宝物として保存することに努力した著者の姿勢を病院運営者、行政、臨床家は学ばなくてはならない。

第二章　医療に対する態度と行動

台湾・日本において私たちは、近代医療のほかに鍼灸や漢方治療、民間医療を含むいわゆる伝統医療と呼ばれる種種の医療体系を持っている。その中からいずれの医療を選択するかは、病者と病者を取り巻く人びとの疾病（disease）ないし病（illness）に関する観念や保健政策、マスメディアと口コミによる情報に左右される。ここに著者が長年にわたり尽力してこられた近代医学とメンタルヘルスの促進には、科学・近代医学教育の実践、知識の普及が本道であることが示されている。医学教育の充実なくして、良い医療や偏見の是正は困難であろう。

第三章　文化結合症候群

文化結合症候群に数えられているアモクとラターを精神医学者として初めて記載したのはE・クレペリンであるが、彼は、アモク、ラターは彼自身が体系化してきた西欧精神医学の疾患類型・分類にあてはめうるものと考えており、いわゆる「未開民族」の原始的形態とみなしている。「比較精神医学」という論文のタイトルに端的にあらわされているように、クレペリンにとって、文化 Kultur と呼べるものは西欧文化であって「未開民族」には文化は存在しなかった。文化結合症候群（culture-bound syndrome）という術語も西欧白人ではない、西欧精神医学を学んで香港で活躍した中国人精神医学者のＰ・Ｍ・ヤップの提唱であることを念頭におかなくてはならないであろう。

本書に紹介されている文化結合症候群のコロと畏寒症のケースは、中国医薬学思想の陰陽五行説や民間信仰、社会・政治情勢を知り治療者として患者にかかわることなくして理解することができないことがよくわかる。現代精神医学のＤＳＭ-ⅣやＩＣＤ-10の診断基準でこれらを診断・分類することはできるが、患者の人間理解は困難である。文化精神医学者としての著者が提案する欧米精神医学の診断と文化結合症候群の二重診断の採用に私も賛成である。

第四章　社会・精神医学の系譜

社会・文化精神医学の大きな流れに、比較精神医学から計量精神医学へ、メンタルヘルスから地域医療へ、文化とパーソナリティ研究から医療人類学への三つがある。これら三主流の歴史的経緯に具体的実践を通して深くかかわってきた著者の解説と展望は、著者の面目躍如たるものがあり、その視野の広さとリーダーシップを十分に読み取ることができる。

ここで「超文化精神医学」という名称が登場しているが、これは荻野恒一氏が transcultural psychiatry を日本語に訳したものである。日本における transcultural psychiatry の事情を付け加えると、一九七〇年の初頭、荻野恒一氏と木村敏氏は transcultural の"trans"という接頭辞の独自の意味を強調して、新たに概念規定をした。荻野氏は「各自が依拠している文化から抜け出して、出会い、相違を超えた事象の本質を状況的に把握していこうとするものである」とし、木村氏は trans を「超越」の意味に解して「文化を超えた精神医学」の意味で使用することを提案した。両氏の見解には、現象学的精神病理がその基礎にある。しかしその後、この超文化精神医学は広く人口に膾炙したとは言い難い。

日本で transcultural psychiatry が注目されるようになったのは、一九八〇年代後半に入り、「外国人労働者」、「外国人花嫁」、「在日外国人」、中国からの帰還者、難民などの移住者への精神医療の現実的対応に迫られるようになったこと、従来のマイノリティ集団に対する配慮の不十分さを精神医学者が改めて自覚せざるを得なかったという社会背景がある。そして一九九四年に、日本社会精神医学会から分離する形で「多文化間精神医学」が設立された。ちなみに「多文化間精神医学」は transcultural psychiatry の新たな日本語訳である。一九七〇年代に志向されたものとは、趣を異にするが、新たな局面を迎えた transcultural psychiatry の実践と発展が期待されている。

現代は、グローバリズムの潮流に抗って生きていくことが難しい時代である。価値指標とメンタルヘルスの研究から導き出されたことは、現代的な生活様式を積極的に取り入れて現代文化を理解し、今まで身につけてきた伝統的価値観とそれを照合、評価しながら新たな文化価値観を自ら創出していくことが、人びとの文化摩擦のストレス値を小さくし、しなやかに文化適応していくことにつながるというものである。こうした文化適応に関するメンタルヘルスへの著者の提言は、超文化精神医学の視点があってこそのものと言える。

第五章　精神症状の比較研究

ＮＩＭＨのＷ・コーディル氏らとともに著者は、東京地区と台北地区の病院に入院した機能性精神障害患者の症状群を因子分析することによって、患者の攻撃特性が、台北地区の患者では外向き（他者）に、東京地区の患者では内向き（自己）に作用していること、統合失調症の両地区患者の症状因子分析でも東京地区の患者は内向性、無気力性が、台北地区の患者では敵意の表現が顕著であることを疫学調査で示した。

ここで重要なことは、Ｈ・ハロウェル氏がアメリカ先住民族オジブワ民族の文明化研究の心理テストを用いた人格研究のなかで、長年観光地の真中に住み、白人文化の教育を受けて育った住民と奥地の住民の基本的人格型のあいだには、大きな差異がなかったこと、それと同様に、戦後に中国大陸から移住してきた人びとと五十年にわたる日本の占領統治で日本語教育を受けた台湾人のあいだでも、人格構造になんらかの変化が起きているわけではなかったことが検証されている。アメリカにおける西部開拓という先住民族の征圧や植民統治によっては、現代化、文明化されたといえども民族の誇りや伝統文化の価値観に変化をもたらすことは容易でなく、現在の社会主義体制崩壊後の民族抗争・内戦にみられるように逆にそれを強化させることもありうると思われる。

日本人の他者配慮は、「社会（society）」とは異なった「世間」の人間関係と深く結びついており、対人恐怖や神経質症はこの「世間」の病理と不可分のものであると言ってよい。

また中国古来からの宇宙論、医薬学思想、身体論、陰陽五行説などの背景を知ることによって、中国人の「補（pu）」へのこだわりと身体化や「コロ」、「畏寒症」の病理が理解される。いわば「補」は中国人の日常生活の基盤を支える「補思想」とも呼ぶことができる。

アレキシサイミアは、いわゆる古典的心身症の患者のなかに自己の感情を主観的に体験、言語化することが困難な人たちであることに注目したP・E・シフニオ氏が、心身症の患者に寝椅子を用いて自由連想を行う精神分析を行ってその心理特性を見いだし、アレキシサイミア（**alexithymia**：ギリシャ語の合成語で、**a**＝**lack** 欠如、**lexis**＝**word** 言葉、**thymos**＝**mood or emotion** 気分・感情）として概念化した。しかし近年、アレキシサイミアは心身症に特異的なものではなく、健康人にもみられるもので、神経症圏の患者と健康者でアレキシサイミア傾向に大きな差がないことが報告されている。

台湾の人びとは、道教、儒教、仏教が混交した宗教と感情抑制を修養とする信仰をもっており、感情表現よりも身体化傾向が強いという事実に基づき、台湾人にみられるアレキシサイミアが文化決定的であるという著者の見解も十分に納得がいくであろう。

このような中国文化とは対照的に、日本語には、性格特徴を身体部位で表現する特異性があるという指摘も、日本語、中国語、英語のトリリンガルの著者ならではのことである。
ちなみに、このような日本人と中国人の心性の基本的な違いを知るならば、森田療法が異国でも関心を呼ぶ日本の優れた治療法であるとしても、なぜその治療が中国人患者に奏効するのかについて、さらに一歩進んだ因子分析などによる解析、説明が求められる。

第六章　うつ病と自殺

国際比較で台湾にうつ病と自殺者が少ないことは、著者の宗教・文化背景からの説明によってよく理解できる。またアメリカで患者本人に対するがん告知が一斉に行われるようになったこととは異なり、台湾においては患者本人へのがん告知の決定権を家族が握っている。近年日本では、とくに大都市において直接患者本人にがん告知がなされるようになってきたが、それでも家族の意向によって告知がなされない事例は少なくない。しかしながら、台湾の家族ががんであることを病人自らが察知、認識するように密かに仕向けるのとはちがい、日本の多くの家族は病人にそれを察知されないように最大限の努力をし、そして病人は自分ががんであることを認識したとしても、そのことを家族に気取られまいとする。日本では最後まで病人と家族のあいだで互いに細心の注意をはらい、たとい家族であっても他者配慮が優先する点で、台湾と大きな相違があることがわかる。悲嘆の癒し方にも文化差があるであろう。他方では「泣き女」が孝行娘の意の「孝女」と表現されるところに、女は泣くものであり、男は泣いてはならないとされる日本と台湾に共通するジェンダーの病理が読み取れることは興味深い。

従来から家族心中、とくに母子心中が日本に特異的といわれ、それは母親の「主体性確立の未熟」に起因すると欧米流に説明されてきた。しかし著者は、台湾との比較で、「家族」の観念が台湾では親族全体、さらには友人・知己およびその家族にまで拡大され、サポートシステムを形成していくのに対して、日本では血縁も家庭という共同生活を営んでいる親子関係に凝縮され、家族の問題解決は、その狭い家族の共同責任とみなされてそのほかの親族の介入をも拒む規範が存在することが、親子心中に深い係わりがある、という。そして世間を生き抜くための「甘え」における巧妙かつ微妙な駆け引きを行使するエネルギーが枯渇してしまった危機状況ですべての放棄的撤退が母子心中の主な動機であるとの著者の指摘は重要である。加えて家庭内の問題を第三者に相談できる福祉環境づくりの提言は、親子心中の問題を越えて、個人の問題は社会の問題であるという考えとも呼応する貴重なメンタルヘルスの専門家の意見として、私たちは真摯に受け止め、実践へ結びつけなくてはならない。

現在の日本において、確かに「親子心中」「母子心中」という言葉は死語になりつつある。それにかわって「子殺し」「老夫婦心中」「少年少女による殺人犯罪」「オレオレ詐欺」などの社会病理現象が増加している。これらについてメンタルヘルスの観点から、「家族関係」

の変貌のより深く緻密な分析と納得させることができる説明が求められている。この著者からの問いかけに、直接メンタルヘルスに従事する人だけでなく、私たち読者ひとりひとりが考え、こたえていかなくてはならないであろう。

補遺　台湾精神医学のあゆみ

日本の精神科医の大部分は、台湾における近代精神医学の歴史を知る機会がほとんどなかったと言ってよい。東アジアの同じ漢字文化圏に属するとされる台湾と日本のあいだで、文化的に共通するものと異なるものが多種多様に混在している。アジアの隣人としての台湾の精神医学のあゆみを知ることは、戦前・戦後の日本の精神医学状況をとらえ直す契機となり、私たちがこれから精神医療をどのように展開すべきかの道標となるのではなかろうか。一九五〇年代初め、台湾大学では、大学病院医師の主要任務の最優先順位を研究から臨床に切り替えたという。さらに林憲先生の個人的な資質が加わってのことと思われるが、とりわけ臨床を第一になさっている先生の姿勢は、フィールドワークの方法や研究分野の広さ、研究内容に色濃く反映され、非常に多くの研究成果に直結しているのである。それは、疫学研究の一般を裏切り、林憲先生の疫学資料は、数字以上の豊富な内容を私たちに示してくれていることでも、読者にはおわかりいただけると思う。

文化精神医学の究極の実践は、戦争のない世界を作り出すことであるという。もう一度ここで歴史をふりかえるならば、クレペリンがジャワへ赴き、「比較精神医学」を発表した一九〇四年は、日本の軍国主義の幕開けである大陸侵略を開始した日露戦争開戦の年である。二十世紀前半の日本は、日中戦争、南方侵略、そして太平洋戦争へと直走っていったなかに、精神医学者も台湾占領とのかかわりで、彼の地に赴いたのである。林憲先生は、日本の台湾占領について一言も非難めいた言葉を述べられたことがない。私たちは歴史的事実を深く心にとめて、林憲先生をはじめとする台湾の精神医学者たちが、「忌まわしい過去の歴史」を止揚（トランス）して早くから寛大に日本人研究者と交流し、率直な意見を下さってきたことを忘れてはならない。

著　者：林　憲 [Rin Hsien]
1925年11月1日，台北に生まれる．
国立台湾大学医学院精神科教授兼主任を経て，現在，国立台湾大学名誉教授．
詳しくは本書「補遺」を参照．

文化精神医学の贈物
——台湾から日本へ——

2004年３月23日　第１刷発行

発行所：㈱ 海鳴社　http://www.kaimeisha.com/

〒101-0065　東京都千代田区西神田２－４－６
電話：03-3262-1967　Fax：03-3234-3643
Eメール：kaimei@d8.dion.ne.jp　振替口座：東京00190-31709

組版：㈱海鳴社
印刷・製本：㈱シナノ

出版社コード：1097
ISBN 4-87525-217-X